# 女中醫最愛 體質調理 湯、粥、茶

調經｜好眠｜抗老｜美肌｜瘦身

中國中醫科學院主治醫師
**趙迎盼**——主編

高寶書版集團

序　好體質是喝出來的 …………………… 8

前言　看體質喝湯、喝粥、喝茶 ……… 10

# 1 女性六大煩惱，一碗搞定

## 調理經期，月來月舒適

- 四物湯 …………………………… 24
- 薑棗紅糖湯 ……………………… 25
- 絲瓜紅糖湯 ……………………… 26
- 玫瑰香粥 ………………………… 27
- 紅花糯米粥 ……………………… 28
- 益母草白米粥 …………………… 29
- 當歸茶 …………………………… 30
- 玫瑰花茶 ………………………… 31

## 安心寧神，給妳一夜好眠

- 山藥荔枝湯 ……………………… 32
- 小麥黑豆夜交藤湯 ……………… 33
- 二仁豬心湯 ……………………… 34
- 百合花生白米粥 ………………… 35
- 小米綠豆粥 ……………………… 36
- 酸棗仁粥 ………………………… 37
- 黨參紅棗茶 ……………………… 38
- 紅參枸杞茶 ……………………… 39

## 降熱去火，虛火實火都撲滅

- 山藥豆腐湯 ……………………… 40
- 綠豆粥 …………………………… 41
- 大麥糯米粥 ……………………… 42
- 馬齒莧栗子粥 …………………… 43
- 蓮子百合薏仁粥 ………………… 44
- 金銀花涼茶 ……………………… 45
- 蓮子芯甘草茶 …………………… 46
- 羅漢果茶 ………………………… 47

## 滋補氣血，自然豐胸好身材

- 花生豬腳湯 ……………………… 48
- 黃魚豆腐湯 ……………………… 49
- 山藥黃耆豬腳湯 ………………… 50
- 歸耆蝦仁湯 ……………………… 51
- 豬尾鳳爪湯 ……………………… 52
- 木瓜枸杞湯 ……………………… 53
- 花生紅棗黃耆粥 ………………… 54
- 木瓜牛奶 ………………………… 55

## 潤腸通便，開啟順暢人生

- 黑芝麻瘦肉湯 …………………… 56
- 芹菜韭菜湯 ……………………… 57
- 郁李仁陳皮湯 …………………… 58
- 番薯粥 …………………………… 59
- 芋頭香粥 ………………………… 60
- 燕麥高麗菜粥 …………………… 61
- 阿膠蔥蜜茶 ……………………… 62
- 桃花茶 …………………………… 63

## 補血養腎，擁有烏黑秀髮

- 制首烏牛肉湯 …………………… 64
- 旱蓮草紅花土雞湯 ……………… 65
- 黑豆排骨湯 ……………………… 66
- 女貞子枸杞羊肉湯 ……………… 67
- 桑椹枸杞粥 ……………………… 68
- 黑芝麻核桃粥 …………………… 69
- 首烏紅棗粥 ……………………… 70
- 枸杞女貞茶 ……………………… 71

# 2 喝出美麗好氣色

## 清熱解毒，惱人痘痘不再來

黃瓜薄荷湯⋯⋯⋯⋯⋯⋯ 76

海帶綠豆玫瑰花湯⋯⋯⋯ 77

山楂桃仁荷葉粥⋯⋯⋯⋯ 78

馬齒莧粥⋯⋯⋯⋯⋯⋯⋯ 79

綠豆薏仁茶⋯⋯⋯⋯⋯⋯ 80

## 舒肝健脾，擊退沉澱色斑

櫻桃銀耳粥⋯⋯⋯⋯⋯⋯ 81

三仁雞蛋粥⋯⋯⋯⋯⋯⋯ 82

三花茶⋯⋯⋯⋯⋯⋯⋯⋯ 83

蜜梨綠茶⋯⋯⋯⋯⋯⋯⋯ 84

菊桑銀楂茶⋯⋯⋯⋯⋯⋯ 85

## 美白養顏，給妳透亮好臉色

白芷鯧魚湯⋯⋯⋯⋯⋯⋯ 86

蘋果銀耳瘦肉湯⋯⋯⋯⋯ 87

肉片黃瓜湯⋯⋯⋯⋯⋯⋯ 88

薏仁牛奶粥⋯⋯⋯⋯⋯⋯ 89

番茄西谷米粥⋯⋯⋯⋯⋯ 90

檸檬汁⋯⋯⋯⋯⋯⋯⋯⋯ 91

## 補氣益腎，調整內分泌

芋頭海帶魚丸湯⋯⋯⋯⋯ 92

胡蘿蔔柿餅瘦肉湯⋯⋯⋯ 93

百合桂圓牛腱湯⋯⋯⋯⋯ 94

桂圓栗子青豆粥⋯⋯⋯⋯ 95

南瓜蛋黃粥⋯⋯⋯⋯⋯⋯ 96

黃豆粥⋯⋯⋯⋯⋯⋯⋯⋯ 97

## 健脾潤肺，擁有水潤紅嫩唇

清甜潤唇湯⋯⋯⋯⋯⋯⋯ 98

桔梗牛肚湯⋯⋯⋯⋯⋯⋯ 99

西洋芹藕片魷魚湯⋯⋯⋯ 100

銀耳雪梨粥⋯⋯⋯⋯⋯⋯ 101

山藥紅棗粥⋯⋯⋯⋯⋯⋯ 102

胡蘿蔔粥⋯⋯⋯⋯⋯⋯⋯ 103

# 3 固本培元抗衰老

## 清肝明目，對抗 3C 輻射

- 菠菜胡蘿蔔湯 ·············· 108
- 銀杞明目湯 ·············· 109
- 海帶豆香粥 ·············· 110
- 雞肝粥 ·············· 111
- 黑豆枸杞粥 ·············· 112
- 杞菊茶 ·············· 113

## 健脾養胃，調理黯黃肌

- 猴頭菇煲瘦肉湯 ·············· 114
- 菠菜山藥湯 ·············· 115
- 當歸羊肉湯 ·············· 116
- 豬皮枸杞紅棗湯 ·············· 117
- 芡實核桃紅棗粥 ·············· 118
- 豬肝瘦肉粥 ·············· 119

## 補肝益腎，消除黑眼圈

- 木耳煲豬肝湯 ·············· 120
- 蘿蔔冬瓜排骨湯 ·············· 121
- 牛奶芝麻粥 ·············· 122
- 當歸雞湯粥 ·············· 123
- 紫菜枸杞茶 ·············· 124
- 桑葉茶 ·············· 125

## 養心養肺，潤膚不顯老

- 玉竹鳳爪湯 ·············· 126
- 阿膠白皮粥 ·············· 127
- 杞棗雙黑粥 ·············· 128
- 紅糖蓮子粥 ·············· 129
- 杏仁奶茶 ·············· 130
- 麥冬桂圓茶 ·············· 131

## 滋養補氣，緊緻肌膚抗衰老

- 香菇土雞湯 ·············· 132
- 銀耳蓮子羹 ·············· 133
- 冬瓜紅豆粥 ·············· 134
- 山茱萸白米粥 ·············· 135
- 蓮藕蘋果飲 ·············· 136
- 七葉膽枸杞茶 ·············· 137

## 健脾益腎，氣血足精神好

- 板栗花生湯 ·············· 138
- 山藥栗子粥 ·············· 139
- 健脾益胃粥 ·············· 140
- 蓮子豬肚粥 ·············· 141
- 山藥天花粉茶 ·············· 142

# 4 喝出纖瘦好身材
▲▲▲▲▲▲▲▲▲▲▲▲▲▲▲▲▲▲

## 降脂消腫，全身瘦下來
蘋果黃瓜玉米湯 …………… 146
菠菜蒟蒻湯 …………… 147
薏仁燕麥紅豆粥 …………… 148
荷葉粥 …………… 149
山藥蘿蔔粥 …………… 150
山楂陳皮降脂茶 …………… 151

## 平衡代謝，鏟除產後小腹
三鮮冬瓜湯 …………… 152
薏仁冬瓜湯 …………… 153
番薯玉米粥 …………… 154

## 升清降濁，拋開腰間游泳圈
胡蘿蔔南瓜番茄湯 …………… 155
蘿蔔蘋果山楂排骨湯 …………… 156
三米紅豆粥 …………… 157
羅漢燕麥粥 …………… 158
三花減肥茶 …………… 159
山楂銀菊茶 …………… 160

# 5 輕鬆度過孕產期
▲▲▲▲▲▲▲▲▲▲▲▲▲▲▲▲▲▲

## 調虛補氣，緩解不適孕吐
砂仁紫蘇葉鯽魚湯 …………… 164
甜藕糯米粥 …………… 165
鯽魚白朮粥 …………… 166

## 益氣健脾，消除妊娠水腫
木瓜鯽魚湯 …………… 167
荸薺玉米鬚湯 …………… 168
冬瓜陳皮湯 …………… 169
紅豆鯉魚粥 …………… 170
小麥花生小米粥 …………… 171
南瓜百合粥 …………… 172

## 通氣調血，餵母乳不煩惱
鯽魚豆腐湯 …………… 173
花生木瓜排骨湯 …………… 174
洋參雞肉湯 …………… 175
紅糖豆腐飲 …………… 176
鰱魚絲瓜小米粥 …………… 177
花生豬腳小米粥 …………… 178

# 6 喝出健康好體魄

▲▲▲▲▲▲▲▲▲▲▲▲▲▲▲▲▲▲

## 充盈氣血，手腳不冰冷

🥣 桂圓人參瘦肉湯 ……………… 182

🥣 豆蔻山藥羊肉湯 ……………… 183

🥣 海參羊肉淡菜湯 ……………… 184

🥣 淫羊藿丹參豬腰湯 …………… 185

🥣 桑椹羊肉粥 …………………… 186

🍵 人參當歸茶 …………………… 187

## 調養脾胃，腸胃健康人不老

🥣 山楂柑橘脊骨湯 ……………… 188

🥣 陳皮白朮豬肚湯 ……………… 189

🥣 扁豆白米粥 …………………… 190

🥣 山楂麥芽粥 …………………… 191

🥣 茯苓紅棗小米粥 ……………… 192

🍵 四君子茶 ……………………… 193

## 補腎強筋，緩解關節痛

🥣 紅棗歸耆牛肉湯 ……………… 194

🥣 透骨草牛肉湯 ………………… 195

🥣 鱔魚白米粥 …………………… 196

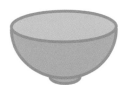

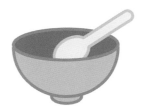

# 7 養心安神解疲勞

## 理氣散寒，和頭痛說掰掰

- 茯苓五味子甘草湯 ⋯⋯⋯ 200
- 牛肝枸杞紅棗湯 ⋯⋯⋯ 201
- 白芷川芎魚頭湯 ⋯⋯⋯ 202
- 芝麻粥 ⋯⋯⋯ 203
- 桑椹決明菊花茶 ⋯⋯⋯ 204
- 山楂決明薑菊茶 ⋯⋯⋯ 205

## 心肺同養，皮膚紅潤容光煥發

- 花旗參蓮子木瓜湯 ⋯⋯⋯ 206
- 蓮藕牛腩湯 ⋯⋯⋯ 207
- 鴨梨百合杏仁粥 ⋯⋯⋯ 208
- 茯苓蓮子粥 ⋯⋯⋯ 209
- 香菇木耳瘦肉粥 ⋯⋯⋯ 210
- 瓜皮花粉茶 ⋯⋯⋯ 211

## 清熱祛濕，排毒一身輕

- 瓜皮玉米鬚紅豆湯 ⋯⋯⋯ 212
- 茭白筍香菇湯 ⋯⋯⋯ 213
- 薏仁茯苓粥 ⋯⋯⋯ 214
- 綠豆竹葉粥 ⋯⋯⋯ 215
- 玉米鬚菊花粥 ⋯⋯⋯ 216
- 苦參茶 ⋯⋯⋯ 217

## 養心補腎，提神醒腦抗疲勞

- 枸杞桂圓牛肉湯 ⋯⋯⋯ 218
- 茉莉薄荷粥 ⋯⋯⋯ 219
- 黑米桂花粥 ⋯⋯⋯ 220
- 洋參紅棗粥 ⋯⋯⋯ 221
- 黃耆紅棗茶 ⋯⋯⋯ 222
- 洋參果露茶 ⋯⋯⋯ 223

## 補血益氣，預防貧血體虛

- 紅棗生地豬骨湯 ⋯⋯⋯ 224
- 豬肝菠菜粥 ⋯⋯⋯ 225
- 黃耆雞汁粥 ⋯⋯⋯ 226

# 附錄

- 湯粥茶索引 228
- 四季湯粥茶索引 230
- 九種體質適合湯粥茶索引 233

# 好體質是喝出來的

女人是水做的，所以女人愛喝湯、喝粥、喝茶。湯、粥、茶滋養了女人的身體，也滋養了女人的心。女人的一生需要滋養，而女中醫是最瞭解女人和養生知識的人，完美地結合了專業的知識和女人的感性，既知道女性的健康最需要什麼，又知道女性應該怎麼做。女中醫原本應是女性最親密的閨中好友，也是女性最熟悉的私人醫生，卻因各種現實因素阻隔，彼此之間很難有更親近的交流。但因為彼此渴望瞭解和相識，女中醫想要走近大家的心從未改變過，這本《女中醫最愛體質調理湯、粥、茶》便由此而來。

女人愛喝湯，女中醫更是如此。湯營養又簡單，一把青菜、一杯清水，一碗清淡爽口的湯就成了。湯的營養多，但是卻不一定適合所有的女性。處在不同人生階段的女人，身體狀況也不同，針對性地喝湯，會讓女人更健康、美麗。

湯潤人，而粥養人，或許還因為綿軟清甜的粥飽含著如女人般的柔軟情意，所以女人們愛粥，愛它如滴水穿石般的養人功力和軟糯香甜的口感。女中醫用專業的醫學知識選擇的粥，不僅更能體現粥的清甜，還能讓粥輔助防治疾病，改變女性的體質，至此，再也沒有什麼食物能夠搶奪粥在女人心中的地位了。

　　茶，也是女人的心頭愛。濃香杞菊茶、養顏美容玫瑰花茶、醇香濃厚杏仁奶茶……瑰麗的顏色，美麗的名字，淡淡的茶香，僅僅想像一下就已然覺得很美。女中醫在美麗、香醇的茶中，又精心選擇了具有養護女性身體健康功效的茶品，想要調理身體的女性可以不必思考，輕鬆選擇自己最需要的。

　　湯、粥、茶，這樣簡單的食物最養人。而經過了女中醫的選擇，其調養作用絕對超出你的想像，將令你更健康、美麗。

　　《女中醫最愛體質調理湯、粥、茶》，最營養的湯、粥、茶都在這裡。

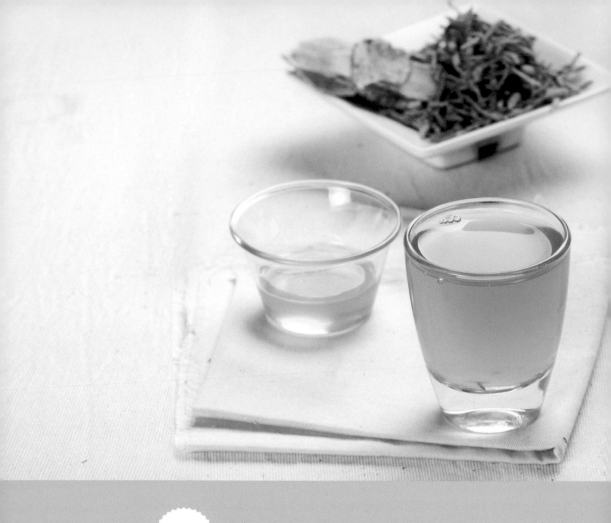

# 看體質
# 喝湯、喝粥、喝茶

麻辣燙、羊肉串這些街邊美食，有些人的身體可以適應，不僅能享受到美味，而且基本上不影響身體健康，但是其他人吃了，身體卻會感到不適。

　　同樣的食物在不同的人身上會為什麼有這麼大的反差？追根溯源還是體質的差異。每個人身體素質的先天稟賦、飲食習慣和生活經歷的不同，都會影響身體的狀態，也會使每個人的體質呈現濕、燥、瘀、滯、虛、實的差別。

　　中醫將人體內的環境分為九種，稱之為九種體質，分別是平和體質、氣虛體質、陽虛體質、陰虛體質、痰濕體質、濕熱體質、血瘀體質、氣鬱體質、特稟體質。女性的體質不同，身體所表現出來的症狀就不同，需要的營養就不同，因此，女性調理不僅要針對症狀，還需要認清自身體質，遵循「熱者寒之，寒者熱之，虛者補之，實者瀉之」等中醫理論，對症、對質喝對湯、粥、茶，才能緩解症狀，強化體質，保證身體健康。

# 陰陽平衡的**平和體質**

## 平和體質的 （特徵）

　　平和體質的人主要表現為形體勻稱、體格健壯、頭髮茂盛亮澤、面色紅潤、胃納正常、睡眠良好、二便順調、肢體有力、耐寒耐暑、耐勞耐凍、精力充沛、耳聰目明、舌質淡紅潤澤、舌苔薄白、脈象緩和有力。平和體質的人性格開朗、為人隨和，對自然環境和社會環境適應能力較強。

## 平和體質的 （飲食宜忌）

　　飲食要寒溫適中，大多數食物都適宜，且無需藥補。
　　不宜食過寒過熱，過飽過饑，大補驟瀉的食物和中藥。

# 反覆感冒的**氣虛體質**
## ——健脾避風，補元氣

氣虛體質的 （特徵）

　　氣虛體質的人元氣不足、臟腑功能弱、病力不強，常常面色白而無光澤，說話聲小、氣短、倦怠、容易出汗、舌淡紅、舌邊有齒痕、脈象微弱。由於氣虛無力推動營血上榮，則易出現頭暈、健忘、精神缺乏等問題。氣的防衛能力弱，不能耐受風寒、暑邪，易患感冒。氣虛升舉無力，部分人可見內臟下垂，如胃下垂等。脾氣虧虛，則肌肉鬆軟、肢體疲乏、大便溏瀉。氣血生化之源，機體失養，則面色萎黃、毛髮不澤。氣虛體質的人往往內向寡言，按部就班，不喜冒險。

氣虛體質的 （飲食宜忌）

　　要多吃健脾益氣的食物，如糯米、小米、扁豆、山藥、番薯、馬鈴薯、牛肉、雞肉、雞蛋、鵪鶉、豬肚、胡蘿蔔、香菇、豆腐、葡萄乾、蜂蜜等。中藥中桂圓、紅棗、蓮子、芡實、人參、黨參、黃耆、甘草等有補氣養血作用，可搭配食用。

　　不宜過食破氣、耗氣、散氣的食物，如山楂、白蘿蔔、芥菜、蕾菜、菊花、胡椒、香菜、薄荷等，以及青皮、橘絡、萊菔子等中藥。

# 畏寒怕冷的**陽虛體質**

## 陽虛體質的 （特徵）

　　最明顯的症狀是身體活力不足，主要表現為面色蒼白、怕冷或四肢冰冷，口淡不渴，大便稀軟，尿量多且色淡，舌苔白，易感冒，喜暖喜熱，不愛喝水或只愛喝熱水，身體虛胖，脈搏細、軟、緩、沉。陽虛體質的人性格多沉靜、內向、不愛說話。容易出現身面水腫、腹瀉、小腹冷痛、尿頻、脫髮、自汗、性欲減退、咳喘、心悸等症狀，女性則易白帶清稀、量多、宮寒不孕。

## 陽虛體質的 （飲食宜忌）

　　多攝入性溫熱、具有溫陽散寒作用的食物，如羊肉、牛肉、雞肉、白帶魚、鱔魚、核桃仁、栗子、山藥、荔枝、韭菜、薑等。可以搭配熟地黃、紅棗、桂圓、當歸、黃耆、肉蓯蓉、枸杞子、附子、肉桂、淫羊藿等中藥。

　　少吃或不吃生冷寒涼的食物，如西瓜、苦瓜、梨、荸薺、白蘿蔔、海帶等。夏日應少喝或不喝冷飲，少吹空調。從冰箱拿出的食物應放置 30 ～ 60 分鐘後再吃。

# 燥熱心煩的**陰虛體質**
## ——滋陰潤津降火氣

## 陰虛體質的 （特徵）

　　因體內陰液不足，常呈現出乾燥少津的症狀。這種體質的人多形體瘦長。因陰虛而陰陽失衡，容易虛火妄動。陰虛體質的人因虛火所在部位不同，常會表現出不同的症狀，如急躁心煩、手足心熱、口燥咽乾、口渴喜冷飲、兩目乾澀、大便乾結、午後面色潮紅等。因抵禦熱邪、燥邪的能力差，陰虛體質者冬季會過得比較舒服，但不太適應夏季的炎熱、秋季的乾燥。因陰虛火旺、火擾神明之故，陰虛體質者性格活潑、外向好動，但往往性情較急躁，常常心煩易怒。女性易長皺紋、黃褐斑或痤瘡，皮膚易乾燥，還易有眼睛乾澀、慢性咽炎、月經不調、閉經等症狀。

## 陰虛體質的 （飲食宜忌）

　　宜甘寒涼補，生津養陰。宜多吃新鮮蔬菜水果以及高蛋白、高膳食纖維的食物，如牡蠣、海蜇、海參、黑芝麻、糯米、綠豆、鴨肉、牛奶、蓮藕、香蕉、西瓜、梨、黃瓜、菠菜、桃、銀耳等。可搭配麥冬、沙參、百合、桑椹、枸杞子、羅漢果、西洋參、燕窩等中藥調養。

　　少吃高熱量、高脂肪、高碳水化合物、辛辣刺激及煎炸類食物，如羊肉、韭菜、辣椒、炒瓜子、爆米花、荔枝、桂圓等。肉桂、乾薑、花椒、附子等性熱，也宜少吃。

## 身重厚膩的**痰濕體質**
### ——祛痰除濕消脂

### 痰濕體質的 特徵

　　痰濕體質的人，由於水液代謝速度緩慢或功能失調，導致水液內停而痰濕凝聚。這種體質的人大多形體肥胖，肌肉鬆弛，腹部肥滿鬆軟，面部皮膚油脂較多，面色黃而黯，眼泡微浮，汗多且黏，胸悶，痰多。痰濕體質的人對梅雨季節及潮濕環境適應能力差，會由於痰濕積聚的部位不同患不同的疾病，如眩暈、肥胖、氣管炎、哮喘、糖尿病、心腦血管疾病等。痰濕體質的人往往耐受力強、性格溫和、穩重。

### 痰濕體質的 飲食宜忌

　　宜多吃健脾利濕、宣肺、健胃、益腎以及富含蛋白質的食物，如紅豆、黃豆、冬瓜、山楂、扁豆、花生、文蛤、海蜇、海帶、紫菜、鴨肉、鯽魚、絲瓜、葫蘆、木瓜、白菜、芹菜、高麗菜、蓮藕等。可搭配黨參、白朮、茯苓、芡實、薏仁、蓮子、陳皮、砂仁等中藥食用。

　　忌食肥甘油膩、高脂肪、高碳水化合物以及過鹹的食物；睡前忌吃甜點，也忌喝咖啡、酒。忌食有黏滯、滋補功效的藥材，如紅棗、桂圓、黃精等。

體質

# 油濁長痘的**濕熱體質**
## ——清熱利濕

**濕熱體質的**  特徵

　　濕熱體質的人最典型的特徵是皮膚問題很多。從外表看，這種體質的人總是油光滿面，污濁不爽，而且易生瘡、斑、痘、癬、疹等，對高溫環境或氣候較難適應。濕熱體質的人往往濕熱鬱於肝膽，所以性格急躁易怒，易患黃疸、火熱等病症。濕熱鬱於肌膚，就容易患痤瘡、腳癬等。濕熱鬱蒸，膽氣上溢，就會口苦、口乾。濕熱內阻，陽氣被遏，則身重困倦。熱灼血絡，眼睛就容易出現紅血絲。熱重於濕，則大便燥結；濕重於熱，則大便黏滯不爽。濕熱循肝經下注，則帶下量多。尿少尿黃、舌紅、舌苔黃膩為濕熱內蘊之象。

**濕熱體質的** 飲食宜忌

　　要多吃性涼降火、解暑祛濕的食物，如綠豆、紅豆、冬瓜、苦瓜、芹菜、蕎麥、金針花、芥藍、竹筍、蓮藕、海帶、西瓜、梨、鴨肉、鯽魚、綠茶、薏仁等。中藥中的蓮子、茯苓、野菊花、甘草、大黃、貝母、枇杷葉、黃耆、麥冬等也有清熱祛濕的功效，可適當食用。

　　儘量少吃肥甘油膩、易上火、乾燥溫熱的食物，如牛肉、羊肉、韭菜、辣椒、薑、花椒等。中藥中的肉桂、人參、燕窩等也宜少吃。

體質

# 血脈不暢的**血瘀體質**
## ——活血化瘀

**血瘀體質的** 特徵

　　血瘀體質的人血液運行不暢，容易瘀滯，主要表現為頭髮易脫落、面色發黑、常出現瘀斑、眼眶暗黑、肌膚青紫乾枯、唇色紫暗、舌有紫色或瘀斑等。血瘀體質因瘀血內阻、氣血不暢，所以性格內鬱、易煩、急躁健忘。「痛則不通，通則不痛」，此體質身體各部位易出現疼痛症狀，如頭痛、腹痛、腰痛等，女性則多見經痛、閉經、崩漏等。

**血瘀體質的** 飲食宜忌

　　要多吃具有活血、化瘀、理氣功效的食物，如山楂、蓮藕、猴頭菇、金針菇、海帶、油菜、黑豆、薑、大蒜、竹筍、蒟蒻、鳳梨、豬心等。中藥中的紅花、陳皮、川芎、丹參、益母草、玫瑰花、茉莉花、當歸、桔梗、田七等也有相同功效，可適當食用。

　　不宜吃生冷、寒涼或過於酸澀的食物，如牡蠣、山藥、蓮子、浮小麥等。中藥中烏梅、五味子、覆盆子、山茱萸等也宜少用、少吃。

體質

# 失眠憂鬱的**氣鬱體質**
## ——疏肝理氣

## 氣鬱體質的（特徵）

氣鬱體質以女性為多，主要表現為憂鬱寡歡、胸脅滿悶、易嘆氣、食欲缺乏等。氣鬱的癥結在於肝，肝主疏泄，可保持全身氣機暢通、氣血調和。氣鬱體質的人肝氣鬱滯，經氣不利，所以會胸脅脹滿，多伴有精神鬱悶、長吁短嘆或乳房及小腹脹痛，易出現乳腺增生、月經不調、經痛等。肝氣鬱結，上行聚結於咽喉，會有痰多、咽中梗阻的症狀。氣機鬱滯，脾胃失調，就會食欲減退。氣鬱化火，則容易驚悸、頭痛眩暈、健忘、精神衰弱。氣鬱體質的人往往體形偏瘦，性格內向不穩定、敏感多疑、憂鬱脆弱，不喜歡陰雨天氣，對精神刺激適應能力較差。

## 氣鬱體質的（飲食宜忌）

要多吃具有行氣理氣、疏肝解鬱、調理脾胃的食物，如小米、白蘿蔔、洋蔥、柳丁、橘子、柚子、蕎麥、高粱、蘑菇、豬瘦肉、鴨肉、山楂、海帶、高麗菜等。中藥中的陳皮、柴胡、玫瑰花、川芎、香附、佛手、白芍、甘草、當歸、薄荷等也可適量食用。

避免吃偏於收斂、沉降或補氣作用過強的食物和藥物，如蓮子、芡實、山藥，以及人參、西洋參、黨參、黃耆等。

體質

# 容易過敏的**特稟體質**

## 特稟體質的 特徵

　　特稟體質的人天生對外界各種刺激較敏感，一旦接觸，身體就會出現一定的應激反應。特稟體質中最為常見的一類是過敏體質。過敏原可能為藥物、食物、氣味、花粉、季節變化等。特稟體質人易患藥物過敏、花粉症、哮喘以及蕁麻疹、斑疹等皮膚病。

## 特稟體質的 飲食宜忌

　　應該多吃抗過敏和提高免疫力的食物，如烏梅、香菇、猴頭菇、胡蘿蔔、銀耳、蘆筍、高麗菜、雞肉、鴨肉等，可搭配靈芝、白朮、黃耆、益母草、當歸、生地黃、首烏等中藥。

　　少喝牛奶，少吃雞蛋、豆類、海鮮等高蛋白質且容易引起過敏的食物，以及香蕉、獼猴桃、芒果、木瓜等易致過敏的水果。還要注意避免接觸花粉等容易引起過敏的東西。

▲▲▲▲▲▲▲▲▲▲▲▲▲▲▲▲▲▲▲▲▲▲▲▲▲

# 第 1 章

# 女性六大煩惱，一碗搞定

▲▲▲▲▲▲▲▲▲▲▲▲▲▲▲▲▲▲▲▲▲▲▲▲▲

　　女人，有時不得不面對一些不請自來的煩惱，經痛、失眠、上火、乳房脹痛、便秘、掉頭髮成了困擾當今女性的六大難題。

　　資深女中醫從「水養女人」的角度出發，針對困擾女性的六大難題，辨證施養，讓廣大女性透過喝湯、喝粥、喝茶來實現內調外養，輕鬆解決煩惱。

## 調理經期，月來月舒適

很多女性有經痛症狀，止痛藥、熱水袋只是暫時緩解疼痛，不能根治頑疾。中醫認為經痛是體內寒涼或是氣血不足引起的。要從根本補血散寒才能解決問題，玫瑰花、紅糖、益母草、紅花等食材、藥材有補血養血、活血通經的功效，用它們來煮粥泡茶，有益於經期健康，緩解經痛不適。

🥣 四物湯／24　🥣 薑棗紅糖湯／25　🥣 絲瓜紅糖湯／26　🥣 玫瑰香粥／27
🥣 紅花糯米粥／28　🥣 益母草白米粥／29　🍵 當歸茶／30　🍵 玫瑰花茶／31

## 安心寧神，給妳一夜好眠

失眠一般表現為睡眠時間不足、入睡困難、睡眠斷斷續續不連貫，以及睡眠品質差等症狀。情志、飲食內傷或病後、年邁，先天稟賦不足、心虛膽怯、心神不安或失養都可能導致失眠。其根本原因為陰陽失衡、氣血失調，因此補虛瀉實、調理氣血陰陽是治療失眠的基本原則。

🥣 山藥荔枝湯／32　🥣 小麥黑豆夜交藤湯／33　🥣 二仁豬心湯／34
🥣 百合花生白米粥／35　🥣 小米綠豆粥／36　🥣 酸棗仁粥／37
🍵 黨參紅棗茶／38　🍵 紅參枸杞茶／39

## 降熱去火，虛火實火都撲滅

中醫認為，火可以分為虛、實兩類。實火多源於陽氣有餘或邪鬱化火，胃、腸、心、肝、膽的火症多實火，常見症狀有牙齦腫痛、咽喉乾痛、口舌生瘡、口渴口苦等；虛火多源於精虧血少、陰虛陽亢、虛火上炎，肺、腎有虛火，就會出現燥熱、盜汗、心煩、耳鳴、頭暈等症狀。實火宜以清熱解毒、瀉實敗火為主，虛火應以生津養血、滋陰降火為主。

🥣 山藥豆腐湯／40　🥣 綠豆粥／41　🥣 大麥糯米粥／42　🥣 馬齒莧栗子粥／43
🥣 蓮子百合薏仁粥／44　🍵 金銀花涼茶／45　🍵 蓮子芯甘草茶／46　🍵 羅漢果茶／47

## 滋補氣血，自然豐胸好身材

中醫講究辨證醫治，好身材的塑造也是如此。乳房發育與臟腑、氣血等有密切關係，愛美的人應根據自身體質特點來有的放矢地選擇湯、粥、茶。豆類中的黃豆，堅果類中的花生、杏仁、核桃，蛋類以及乳製品中的牛奶都具有一定的豐胸作用。海參、豬腳、蹄筋等富含膠原蛋白的食物，女性可常吃。

🍲 花生豬腳湯／48　🍲 黃魚豆腐湯／49　🍲 山藥黃耆豬腳湯／50　🍲 歸耆蝦仁湯／51
🍲 豬尾鳳爪湯／52　🍲 木瓜枸杞湯／53　🍚 花生紅棗黃耆粥／54　🥛 木瓜牛奶／55

## 潤腸通便，開啟順暢人生

便秘對身體健康有很多影響，甚至會直接從皮膚上反映出來，女性要保持美麗就要遠離便秘的困擾。中醫認為引起便秘的主要原因有外感寒熱之邪、內傷飲食情志、病後體虛、陰陽氣血不足等，病位元在大腸，需要辨寒熱虛實治療。黑芝麻、苦瓜、黃瓜、芹菜、胡蘿蔔、蓮藕、海帶等可潤腸通便，有便秘困擾者可常食。

🍲 黑芝麻瘦肉湯／56　🍲 芹菜韭菜湯／57　🍲 郁李仁陳皮湯／58　🍚 番薯粥／59
🍚 芋頭香粥／60　🍚 燕麥高麗菜粥／61　🥛 阿膠蔥蜜茶／62　🥛 桃花茶／63

## 補血養腎，擁有烏黑秀髮

中醫認為，「髮為血之餘」、「腎主骨，其華在髮」，毛髮與血、腎的關係尤為密切。氣血旺盛、腎精充沛，毛髮濃密潤澤；若精枯血衰，則容易出現脫髮、白髮。所以，想要保持一頭烏黑亮麗的頭髮，就要多吃補血補腎的食物，菠菜、牛奶、核桃、黑芝麻、黑豆、豬肝等都有益於補血養腎，進而起到烏髮固髮的作用。

🍲 制首烏牛肉湯／64　🍲 旱蓮草紅花土雞湯／65　🍲 黑豆排骨湯／66
🍲 女貞子枸杞羊肉湯／67　🍚 桑椹枸杞粥／68　🍚 黑芝麻核桃粥／69
🍚 首烏紅棗粥／70　🥛 枸杞女貞茶／71

# 四物湯

體質偏熱者可以將熟地黃改為生地黃。加入玫瑰花，效果更佳。

材料
| 川芎 ……6 克
| 當歸、白芍 …… 各 9 克
| 熟地黃 ……12 克

 調理作用　活血補血、調經止痛

 適宜季節　四季皆宜

適宜體質　血瘀、平和體質

作法
1. 用水浸泡藥材 30 分鐘。
2. 將藥材放入砂鍋中加 5 碗水熬煮 20 ～ 30 分鐘，將湯汁倒出備用。
3. 再放入 3 碗水熬煮 20 ～ 30 分鐘，與前次湯汁合在一起飲用。

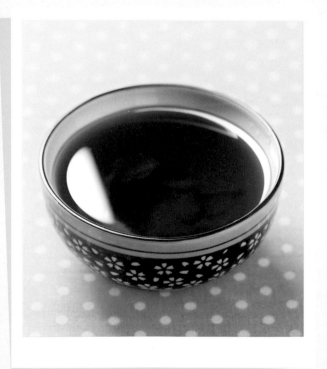

## 女中醫這樣說

女性最好從年輕時就養成服用四物湯的習慣，每次在經期結束後，連續服用 6 天四物湯，可以緩解經痛、經血排出不暢的症狀，還能讓肌膚光滑，延緩衰老。在熬製四物湯時可適量添加玫瑰花、紅糖等，更能調補出好氣色。

**食用宜忌：**
腸胃不好的人不宜用熟地黃，孕婦慎用。

調理經期，月來月舒適

# 薑棗紅糖湯

如無生薑，也可用乾薑代替生薑煮湯。

**材料**
生薑 ………30 克
紅棗 ………10 個
紅糖 ……… 適量

**調理作用** 暖宮散寒、活血化瘀

**適宜季節** 四季皆宜，受寒時或經期服用

**適宜體質** 氣虛、陽虛、血瘀、平和體質

**作法**
1. 薑洗淨，切絲；紅棗洗淨，去核。
2. 薑、紅棗和紅糖放入砂鍋中，加入適量水，大火煮沸轉小火煲 5 ～ 10 分鐘即可。

## 🥣 女中醫這樣說

女性脾胃虛寒，易導致氣血不足、氣滯血瘀，進而引起經痛，因此女性需要補脾胃、活血益氣。薑可以暖胃、散寒；紅棗能潤心肺、補五臟；紅糖能益氣補血、健脾暖胃、活血化瘀。三者搭配熬湯，最適合因氣血兩虛而經痛的女性。

**食用宜忌：**
慢性肝炎、肝硬化患者可適當多食紅棗。

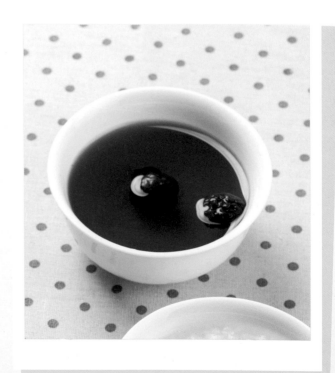

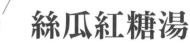
# 絲瓜紅糖湯

煮此湯時，宜選用皮稍硬的老絲瓜。

調理經期，月來月舒適

**材料**
| 絲瓜 ……… 50 克
| 紅糖 ……… 適量

 **調理作用** 補血調經、涼血解毒

 **適宜季節** 夏季

**適宜體質** 濕熱、痰濕體質

**作法**
1. 絲瓜去皮，洗淨，切片。
2. 把絲瓜和紅糖放入砂鍋中，加入適量水，大火煮沸轉小火煲 30 分鐘即可。

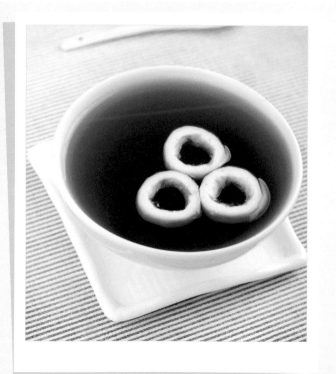

### 女中醫這樣說

　　濕熱體質或痰濕體質的女性，清熱除濕、化瘀止痛是調理關鍵。絲瓜有清熱化痰、涼血解毒的功效；紅糖具有健脾暖胃、溫中止痛、益氣補血的作用。此湯宜在月經結束後 3 天開始服用，經前停服。脾胃虛寒、腹瀉者不宜多食絲瓜。

# 玫瑰香粥

熬玫瑰花粥時，選擇小朵的玫瑰花，香味更濃。

**材料**
白米 ……… 100 克
新鮮玫瑰花瓣 ……… 30 克
冰糖、蜂蜜 ……… 各適量

 **調理作用** 健脾養胃、和血調經

 **適宜季節** 夏季、秋季

 **適宜體質** 氣鬱、血瘀體質

**作法**
1. 玫瑰花瓣洗淨，取幾瓣細細切碎，剩餘的用水浸泡；白米洗淨，浸泡 30 分鐘。
2. 將白米與適量水放入鍋中，大火燒開，轉小火熬煮 20 分鐘。
3. 將玫瑰花瓣碎末、冰糖放入粥中，繼續慢火熬煮 10 分鐘，撒上其餘花瓣，關火，放涼至溫熱，加入蜂蜜調勻即可。

## 女中醫這樣說

玫瑰花不僅能泡茶，還能做粥，經期時可作早餐食用，溫暖馨香的口感令人神清氣爽。玫瑰香粥有活血理氣、柔肝醒胃、美容養顏的功效，可緩解女性經期的不適。

**食用宜忌：**
所有人群皆宜用，無禁忌。

**小叮嚀：**
把整片花瓣趁熱撒在粥上，能讓玫瑰香氣四溢。

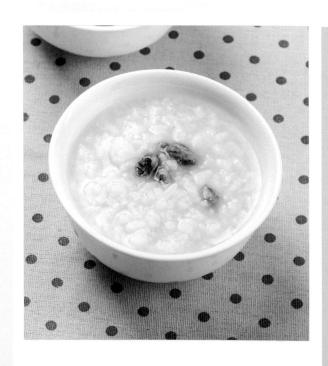

# 紅花糯米粥

早餐或晚餐時空腹食用，效果更佳。

調理經期，月來月舒適

材料
- 紅花、當歸 ……… 各 10 克
- 丹參 ………15 克
- 糯米 ………100 克

 **調理作用** 養血活血、調經止痛

 **適宜季節** 冬季

**適宜體質** 血瘀體質

作法
1. 將紅花、當歸、丹參煎水，去渣取汁。
2. 藥汁加入糯米煮成粥。

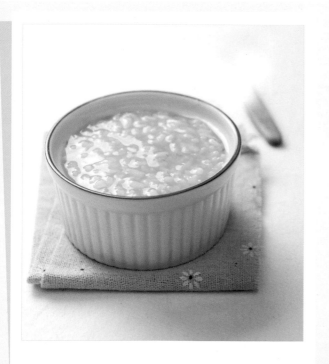

## 🥣 女中醫這樣說

　　血瘀體質的女性在月經期間很容易因氣滯血瘀、經行不暢而出現經痛，紅花、當歸、丹參可養血、活血、通經；糯米含有蛋白質、脂肪、鈣、磷、鐵等，營養豐富，同時具有補中益氣、健脾養胃的功效。女性常喝紅花糯米粥，可活血化瘀、調補氣血，進而緩解經痛。

粥

調理經期，月來月舒適

# 益母草白米粥

有手心腳心煩熱的血熱症狀者，不宜食此粥。

材料

益母草 ………30 克
白米 ………100 克
紅糖 ………10 克

**調理作用** 活血化瘀、調經止痛

**適宜季節** 四季皆宜

**適宜體質** 血瘀、平和體質

作法

1. 益母草、白米分別淘洗乾淨，白米浸泡 30 分鐘。
2. 鍋中倒入益母草和水，大火煮 30 分鐘，去渣留汁。
3. 藥汁放入白米，改小火熬煮成粥，加紅糖調味即可。

## 女中醫這樣說

血瘀體質的女性很容易出現血脈瘀滯不暢的情況。益母草性微寒，是活血調經的良藥，與可以益氣補血、活血化瘀的紅糖搭配食用，抵消了益母草的寒性，可暖宮散寒。陰虛血少者及孕婦忌用。

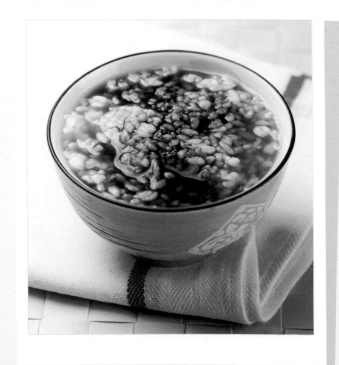

# 當歸茶

當歸補血宜選用歸身，破血宜用當歸尾。

材料 │ 當歸 ⋯⋯⋯ 15 克

| 調理作用 | 補血活血、祛瘀通經、潤腸通便 |
| 適宜季節 | 冬季 |
| 適宜體質 | 血瘀體質 |

作法
1. 將當歸切成片，或直接購買當歸片。
2. 將當歸片浸泡 30 分鐘。
3. 放入鍋中，加適量水煎湯取汁。
4. 取藥汁兌水代茶飲。

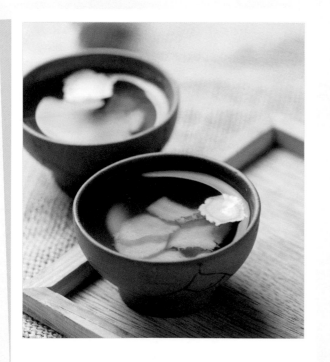

 **女中醫這樣說**

　　血瘀體質的女性血行遲緩不暢，常出現頭髮脫落、膚色暗沉、唇色暗紫、舌有紫色或瘀斑、眼眶暗黑等症狀，而且血瘀體質女性還容易出現經痛。當歸性溫，味甘、辛，歸肝、心、脾經，最適合血瘀體質女性調理服用。熱盛出血者禁服，孕婦慎服。

# 玫瑰花茶

玫瑰花茶不要用 100℃的沸水沖泡，75℃～ 90℃的水最宜。

**材料** 乾燥玫瑰花 ………10 克

**調理作用** 理氣、和血散瘀、調經止痛

**適宜季節** 四季皆宜

**適宜體質** 氣鬱、血瘀、平和體質

**作法**
1. 用水將玫瑰花沖洗一下。
2. 將玫瑰花放入茶壺中，倒入開水悶泡 5 分鐘即可。

### 女中醫這樣說

玫瑰花性溫和，顏色粉嫩，香氣優雅迷人，泡茶飲用甘柔不膩，能調節情緒，很適合精神緊張、壓力大的上班族女性。同時，常飲玫瑰花茶還能美白祛斑，讓皮膚嫩白自然，是美容養顏的聖品。

**食用宜忌：**
胃寒、腹瀉者及孕婦慎用。

**小叮嚀：**
玫瑰花茶最好不要與茶葉泡在一起喝（除嫩尖綠茶外）。茶葉中有大量鞣酸，會影響玫瑰花疏肝解鬱的功效。

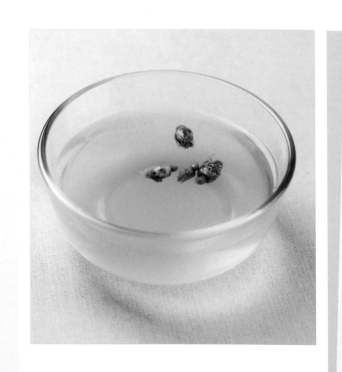

# 山藥荔枝湯

晚餐可當甜湯食用，連續飲用 1 個月試試看。

材料
| 山藥 ……… 100 克
| 荔枝 ……… 10 顆
| 紅糖 ……… 適量

 **調理作用** 補脾益肝、改善失眠

 **適宜季節** 夏季、秋季

**適宜體質** 氣虛、陰虛體質

作法
1. 山藥去皮，洗淨，切片；荔枝剝皮，去核取肉。
2. 山藥和荔枝放入砂鍋中，加入適量水，大火煮沸轉小火煲 1 個小時，加紅糖調味即可。

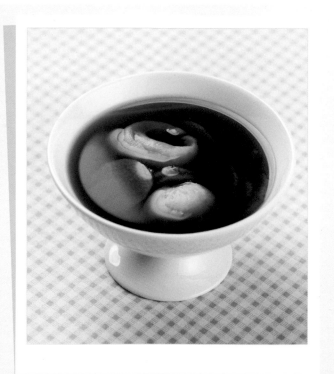

### 🥄 女中醫這樣說

陰虛體質的女性常常有陰虛火旺症狀，適宜滋陰清熱、調養肝脾的調理方式。氣虛的女性容易健忘，常常感到身體疲倦。山藥性平味甘，滋補性強，既補氣，又益陰，配以甘溫滋潤的荔枝，最宜健脾養肝，可改善失眠、疲乏等症狀。

**食用宜忌：**
山藥有收斂作用，大便燥結者不宜食用。

# 小麥黑豆夜交藤湯

**1**

黑豆洗淨後浸泡，煮時可加入泡黑豆的水，能更加利用黑豆營養。

安心寧神，給妳一夜好眠

**材料**
| |
小麥 ……45 克
黑豆 ……30 克
夜交藤 ……10 克
白糖 …… 適量

| 調理作用 | 滋養心腎、安神 |
| 適宜季節 | 四季皆宜 |
| 適宜體質 | 陰虛、濕熱體質 |

**作法**
1. 小麥、夜交藤洗淨；黑豆提前浸泡 2 個小時。
2. 小麥、黑豆和夜交藤放入砂鍋中，加入適量水，大火煮沸轉小火煲 1 個小時。
3. 濾去藥渣，加白糖調味即可。

## 🥣 女中醫這樣說

　　夜交藤入心、肝經，有養血安神的作用。黑豆入腎經，可滋補腎陰；小麥入心、脾、腎經，可養心、益腎、除熱。心腎不交、陰虛血少的女性喝此湯，能有效改善失眠、心煩等症狀。

**食用宜忌：**
黑豆忌與蓖麻子、厚朴同食。

**小叮嚀：**
黑豆中含有豐富的蛋白質，過量服用可能導致腎功能損害，不宜長期大量服用。

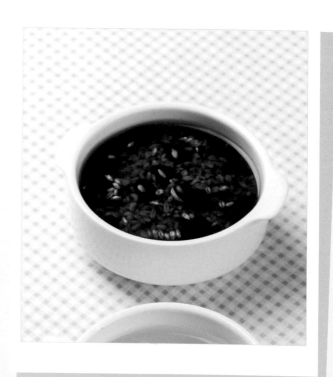

安心寧神，給妳一夜好眠

# 二仁豬心湯

烹製豬心時，加入些生薑，有利於去除豬心的腥膻味。

**材料**
柏子仁 ……… 10 克
酸棗仁 ……… 10 克
豬心 ……… 1 個
當歸 ……… 5 克
薑片、鹽 ……… 各適量

**調理作用** 補血養心、安神助眠

**適宜季節** 四季皆宜

**適宜體質** 平和、陰虛體質

**作法**
1. 豬心切片，用開水汆燙 3 分鐘，去血水，撈出洗淨；柏子仁、酸棗仁、當歸分別洗淨，浸泡 30 分鐘。
2. 豬心、柏子仁、酸棗仁、當歸和薑片放入砂鍋中，加適量水，大火煮沸轉小火煲 1 小時，加鹽調味。

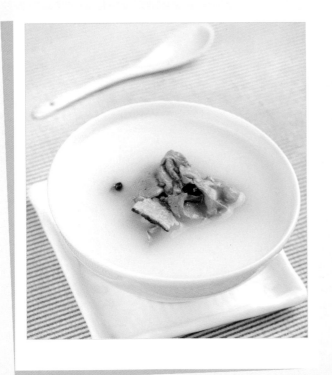

## 女中醫這樣說

柏子仁性平、味甘，歸心、腎、大腸經；酸棗仁有養心安神的功效，與豬心一起熬湯食用，有助於入眠，消除疲勞。

**食用宜忌：**
大便滑瀉及痰多者忌食柏子仁。

粥

安心寧神，給妳一夜好眠

# 百合花生白米粥

素食者或者少食肉類者可適當多食花生。花生營養豐富，是良好的蛋白質來源。

**材料**
鮮百合 ………50 克
花生 ………30 克
白米 ………60 克

**調理作用** 寧心助眠

**適宜季節** 秋季

**適宜體質** 陰虛、平和體質

**作法**
1. 鮮百合去雜質，掰開，洗淨；花生洗淨；白米淘洗乾淨。
2. 將上述材料放入砂鍋中，加適量水，用大火煮沸，轉小火煨煮 20 分鐘，煨煮成粥即可。

## 🥄 女中醫這樣說

陰虛體質的女性由於體內陰液不足，常常出現手足心熱、口乾舌燥等症狀，宜養陰降火、滋陰潤燥。百合歸心、肺經，可養陰潤肺、潤燥生津，還有助於寧心安神、鎮靜催眠，搭配花生煮粥食用更有養心的功效。

**食用宜忌：**
脾胃虛寒的人不宜食用百合。

**小叮嚀：**
剝下鮮百合的鱗片，撕去外層薄膜後在沸水中浸泡一下，可去苦澀味。

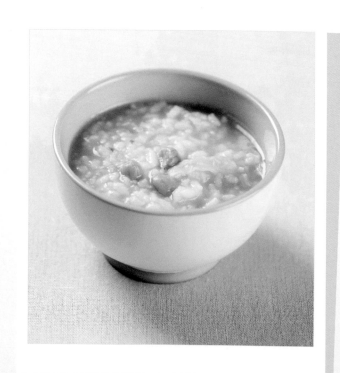

安心寧神，給妳一夜好眠

# 小米綠豆粥

煮綠豆粥過程中，不要頻繁開鍋，以免綠豆氧化變紅。

材料
小米 ⋯⋯⋯50 克
綠豆 ⋯⋯⋯30 克

 調理作用　安神助眠

適宜季節　夏季、秋季

適宜體質　濕熱、陰虛、平和體質

作法
1. 小米、綠豆分別洗淨。
2. 鍋置火上，倒入適量水，放入綠豆，大火煮沸後改用小火煮 30 分鐘，加入小米煮成粥即可。

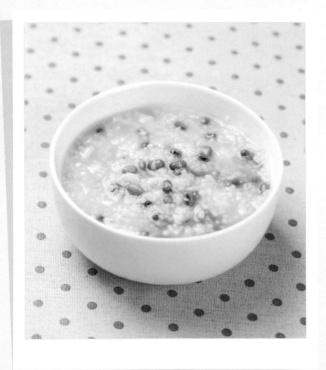

### 女中醫這樣說

小米富含色氨酸，可養心、安神、助眠，配以清熱降火的綠豆，適合睡眠品質不好的女性。

粥

安心寧神，給妳一夜好眠

# 酸棗仁粥

酸棗仁作為保健藥食用，每次不宜超過 10 克。

**材料**
酸棗仁 ……… 9 克
白米 ……… 50 克
冰糖 ……… 適量

**調理作用** 寧心安神、養肝斂汗

**適宜季節** 四季皆宜

**適宜體質** 氣虛、陰虛、平和體質

**作法**
1. 酸棗仁搗碎，加適量水煮，去渣取汁；白米洗淨。
2. 白米和酸棗仁汁一同入鍋，加適量水熬煮成粥，再加入冰糖攪拌均匀即可食用。

## 女中醫這樣說

酸棗仁歸肝、膽、心經，可補肝益脾、寧心斂汗、生津，是治療心血肝血不足引起的失眠的常用藥物。

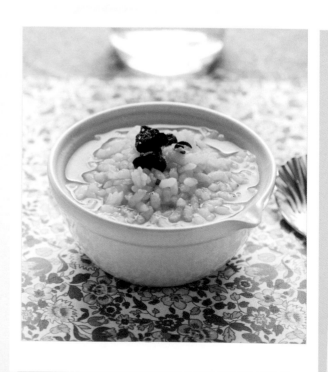

# 黨參紅棗茶

此茶不宜煮太久，沸後煮 5 分鐘，營養和口感最好。

安心寧神，給妳一夜好眠

**材料**
黨參 ┄┄┄┄ 15 克
紅棗 ┄┄┄┄ 6 個

 **調理作用** 補虛益氣、生津養血、安神

 **適宜季節** 冬季

**適宜體質** 氣虛體質

**作法**
1. 將黨參、紅棗洗淨，放入砂鍋中加適量水浸泡 30 分鐘。
2. 煎湯，去渣取汁飲用。

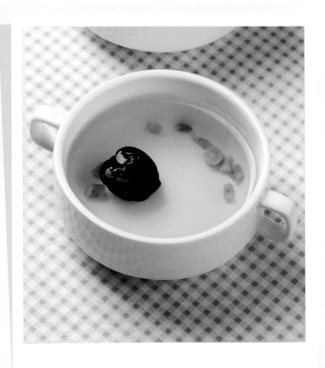

## 🥄 女中醫這樣說

　　氣虛體質女性的身體調理，補氣是關鍵。脾為氣血生化之源，故補氣重在補脾益氣。黨參歸脾、肺經，可補虛益氣、健脾益肺；紅棗歸脾、胃經，可補脾益氣、養心安神；兩者相配，對因脾肺兩虛引起的心悸、氣短、失眠、盜汗等症狀很有幫助。

**食用宜忌：**
紅棗性溫，體內有痰火及濕滯者不宜多食。

# 紅參枸杞茶

體虛者也可將紅參切薄片，含於口中，然後嚼服。

**材料**
紅參 ⋯⋯⋯3 克
枸杞子 ⋯⋯⋯30 克

 **調理作用** 補脾益肺、調補元氣

**適宜季節** 冬季

**適宜體質** 氣虛體質

**作法**
1. 紅參、枸杞子分別沖洗乾淨。
2. 將紅參、枸杞子放入砂鍋中，加適量水煎湯（可多次煮湯混勻），去渣取汁，代茶飲用。

### 女中醫這樣說

紅參性溫，歸脾、肺、心經，可補元氣、養脾肺；枸杞子歸肝、腎經，能滋腎、補肝。兩者搭配，有助於補氣養氣、生津安神。陰虛內熱和腹脹痞滿者不宜長期飲用。

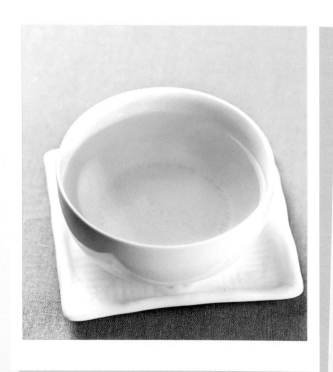

降熱去火，虛火實火都撲滅

# 山藥豆腐湯

去山藥皮時，若出現手癢現象，在雙手上塗抹醋可緩解症狀。

**材料**
> 山藥 ⋯⋯⋯ 200 克
> 豆腐 ⋯⋯⋯ 300 克
> 蒜蓉、醬油、鹽、蔥花、油 ⋯⋯ 適量

調理作用 滋陰降火、清熱利尿

適宜季節 四季皆宜

適宜體質 陰虛體質

**作法**
> 1. 山藥去皮，洗淨，切成小丁；豆腐用沸水燙後切成丁。
> 2. 炒鍋上火，放油燒熱，爆香蒜蓉，倒入山藥丁煸炒。
> 3. 加適量水煮沸，下豆腐丁，加入鹽、醬油，燒至入味，撒上蔥花即可出鍋。

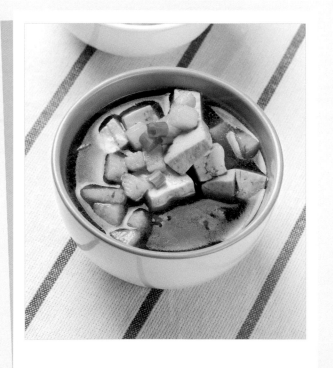

### 👩‍🍳 女中醫這樣說

　　山藥味甘，性涼潤，入肺、脾、腎經，可以平補肺脾腎；豆腐滋陰、補虛益臟。山藥豆腐湯可以清熱、補養陰液，對由陰虛導致的虛火旺盛有一定緩解作用。

**食用宜忌：**
山藥有收斂的作用，故大便燥結者不宜食用；另外有實邪者忌食山藥。對山藥過敏者忌食。

**小叮嚀：**
選擇山藥時，宜選擇鬚毛多的，有異常斑點的不能買。

# 綠豆粥

綠豆有清熱解毒功效，正在服藥的人，不宜吃綠豆。

**材料**

綠豆 ⋯⋯⋯20 克
白米 ⋯⋯⋯100 克

**調理作用** 清熱去火、消腫止痛

**適宜季節** 夏季

**適宜體質** 濕熱、平和體質

**作法**

1. 將綠豆用溫水浸泡 2 小時，洗淨；白米淘洗乾淨。
2. 綠豆和白米一同入鍋，加適量水，用大火燒開後轉用小火熬煮成稀粥。

## 女中醫這樣說

　　胃火太盛容易引起胃部實熱，胃火循經上炎，則出現口舌生瘡、牙齦腫痛等症狀。綠豆味甘，性涼，入心、胃經，可清胃火，煮粥食用不僅能清熱解毒、消暑除煩，還有助於止渴健胃、利水消腫。

**食用宜忌：**
綠豆性涼，脾胃虛寒、腎氣不足、腰痛的人不宜多吃。

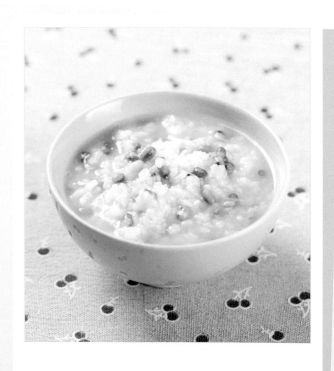

降熱去火，虛火實火都撲滅

# 大麥糯米粥

易患口腔潰瘍者可常食此粥。

**材料**
大麥仁 ………70 克
糯米 ………30 克
紅糖 ……… 適量

| 調理作用 | 去濕、瀉火 |
| 適宜季節 | 四季皆宜 |
| 適宜體質 | 平和、濕熱體質 |

**作法**
1. 大麥仁、糯米分別洗淨，放入水中浸泡 2 小時。
2. 鍋置火上，加適量水，放入大麥仁，用大火煮至 5 分熟後放入糯米，煮沸後轉小火熬至米爛粥稠，放入紅糖調味即可。

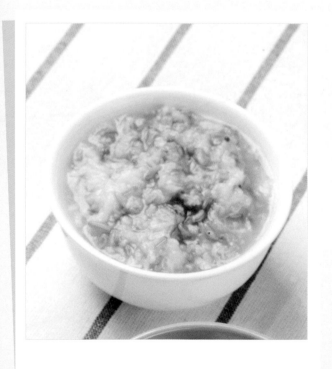

## 女中醫這樣說

　　大麥性涼，可去濕、瀉火，與少量糯米一同煮粥，可健脾益氣、和胃寬腸、潤肺生津，適合經常上火、口腔潰瘍的女性食用。配上紅糖，可補血健胃，還能補充多種微量元素。

**食用宜忌：**
糯米黏性高，難以消化，因此濕熱痰火過盛者忌食；糖尿病患者不宜食用過多。

粥

降熱去火，虛火實火都撲滅

# 馬齒莧栗子粥

馬齒莧中含豐富維生素，常食可改善膚色，令肌膚靚麗潤澤。

**材料**
新鮮馬齒莧 ⋯⋯⋯150 克
栗子 ⋯⋯⋯50 克
白米 ⋯⋯⋯100 克

| 調理作用 | 清熱解毒、利水祛濕 |
| 適宜季節 | 夏季 |
| 適宜體質 | 濕熱體質 |

**作法**
1. 栗子去殼取肉，洗淨，切碎；白米洗淨；新鮮馬齒莧洗淨，切碎。
2. 馬齒莧同栗子肉、白米加適量水放入鍋中煮粥。

## 女中醫這樣說

馬齒莧可清熱解毒、涼血止血。馬齒莧栗子粥具有清熱、涼血、消炎的功效，適用於上火引起的口舌生瘡、咽喉腫痛。脾胃虛寒者及經期內不宜食用。

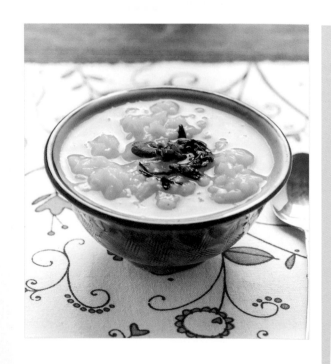

# 蓮子百合薏仁粥

在煮之前可用溫水浸泡薏仁 2、3 小時，可讓薏仁更易熟爛。

**材料**
薏仁 ………50 克
去芯蓮子 ………30 克
百合 ………20 克
白米 ………60 克
紅糖 ……… 適量

| 調理作用 | 滋陰補虛、健脾止瀉 |
| 適宜季節 | 夏季 |
| 適宜體質 | 平和、陰虛體質 |

**作法**
1. 將薏仁、蓮子、百合洗淨；白米淘洗乾淨。
2. 將薏仁、蓮子、百合放入鍋中，加適量水煮爛。
3. 再放入白米一同煮粥，加入紅糖調味即可。

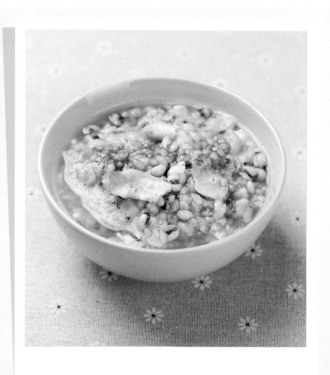

### 女中醫這樣說

薏仁性涼，味甘淡，有健脾去濕、消除水腫的功效；蓮子能清心醒脾、補中安神；百合有養心安神的功效。蓮子百合薏仁粥不僅能健脾止瀉，還可以補虛去火，適用於更年期女性。

降熱去火，虛火實火都撲滅

# 金銀花涼茶

金銀花茶不宜連續飲用超過 3 天。

**材料** | 乾金銀花 ………15 克

 **調理作用** 清熱解毒、瀉火

 **適宜季節** 夏季

**適宜體質** 平和、濕熱體質

**作法** |
1. 將乾金銀花稍加浸洗後，放入砂鍋。
2. 加適量水煎湯，煎沸後，再稍煎 3 ～ 5 分鐘，然後去渣取汁飲用。

## 女中醫這樣說

　　金銀花味甘、性寒，具有清熱解毒、瀉火的作用，對因外感風熱或溫病初起的表證未解、裡熱又盛有一定的緩解作用。但因金銀花性寒，不適合連續飲用超過 3 天。脾胃虛寒者及月經期內不宜飲用。

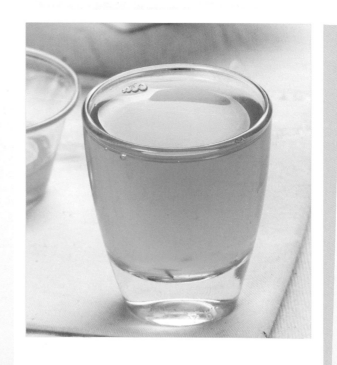

降熱去火，虛火實火都撲滅

# 蓮子芯甘草茶

蓮子芯也可單獨泡水飲用，有養心益智、降心火作用。

材料
蓮子芯 ……2 克
生甘草 ……3 克

 調理作用　清心火、除煩躁

 適宜季節　夏季

適宜體質　陰虛、濕熱體質

作法
1. 蓮子芯用開水沖洗乾淨；生甘草洗淨切片，或買切好的生甘草片。
2. 將蓮子芯、生甘草放入茶壺中，沸水沖泡，加蓋悶 10 分鐘即可。

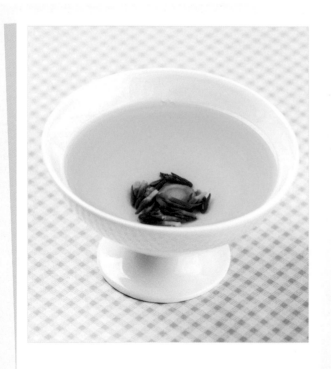

### 女中醫這樣說

心火與情緒有關，緊張、焦慮等不良情緒會致心火盛，心火盛又會導致情緒易緊張、焦慮。降心火可多吃些苦味食物，常見苦味食物有苦瓜、苦菜、蓮子、百合等。蓮子能清心火、除煩熱；甘草能清熱解毒、緩急止痛，適合心火盛的女性常食。

**食用宜忌：**
脾胃虛寒、大便稀溏者不宜飲用。

降熱去火，虛火實火都撲滅

# 羅漢果茶

羅漢果還可與肉同煮，也有清火功效。

**材料**
新鮮羅漢果 ……… 1 個
綠茶葉 ……… 適量

**調理作用** 滋陰補虛

**適宜季節** 夏季

**適宜體質** 平和、陰虛體質

**作法**
1. 將新鮮羅漢果果殼敲碎，取出果瓤，切成薄片。
2. 將切成薄片的羅漢果放入茶杯中，加入綠茶葉，用沸水沖泡，悶 10 分鐘即可飲用。

## 女中醫這樣說

羅漢果味甘性涼，歸肺、大腸經，有潤肺止咳、生津止渴，以及潤腸通便的功效，羅漢果與綠茶同飲可生津止渴，對因實火引起的咽喉炎、失音、咽喉腫痛等不適有緩解作用。脾胃虛寒者忌食。

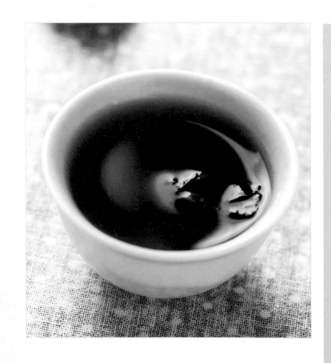

# 花生豬腳湯

煮豬腳時，加一兩塊山楂，可使豬腳易爛，味道更為鮮美可口。

**材料**

花生 ⋯⋯⋯200 克
豬腳 ⋯⋯⋯2 個
鹽、蔥、薑、料酒 ⋯⋯ 各適量

 **調理作用** 豐胸美乳

 **適宜季節** 四季皆宜

 **適宜體質** 各種體質均可

**作法**

1. 豬腳斬成小段，放入沸水中汆燙 5 分鐘，撈出，洗去血污；蔥、薑洗淨，切段、片；花生洗淨。
2. 花生與豬腳放入燉鍋中，加 4 碗水，放蔥段、薑片、料酒，用大火燒開。轉小火慢燉 3 小時，等花生煮軟、豬腳燉爛後，加鹽調味即可。

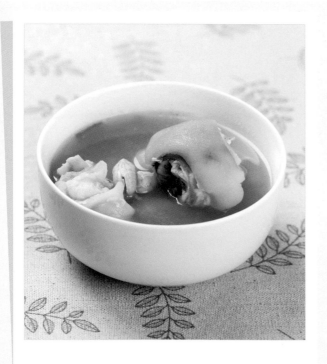

## 👩 女中醫這樣說

花生含多元不飽和脂肪酸，能為細胞活動提供助力，有豐胸的作用；花生中所含的豐富脂肪油和蛋白質對產後乳汁不足者有滋補氣血、養血通乳的作用。豬腳含豐富的膠原蛋白，可促進雌激素分泌，也能塑造身材。

# 黃魚豆腐湯

小黃魚肉嫩，味鮮美，做湯可選小黃魚。

**材料**

黃魚 ⋯⋯⋯500 克
豆腐 ⋯⋯⋯1 塊
油、薑、香菜、蔥花、鹽 ⋯⋯ 各適量

**調理作用** 活血養血、豐胸

**適宜季節** 四季皆宜

**適宜體質** 除特稟體質外的其他體質

**作法**

1. 黃魚剖好，洗淨；豆腐切成方塊；薑切片；香菜切末。
2. 鍋中倒油燒熱，放入黃魚和薑片，略煎 3 分鐘；再加適量水。
3. 大火燒開後，倒入切好的豆腐塊，加適量鹽，大火煮沸轉小火慢燉 15 ～ 20 分鐘。
4. 出鍋前，撒上蔥花、香菜末即可。

## 女中醫這樣說

魚肉和豆腐都含有優質蛋白，而且豆腐的原材料大豆中含有天然植物雌激素，對女性大有好處。黃魚豆腐湯有美白、養血、豐胸等功效，尤其對腎陰不足、陰血虧虛所致的乳房發育不良有顯著效果。

**食用宜忌：**
哮喘病人和過敏體質的人慎食黃魚。

**小叮嚀：**
黃魚對人體有很好的滋補作用，每年 3、4 月是黃魚最鮮嫩時期。

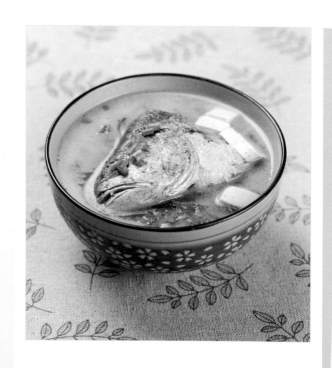

# 山藥黃耆豬腳湯

挑選豬腳時，注意避免挑選顏色發白、太大、腳趾開太的。

**材料**
去皮山藥、黃耆 ……… 各 30 克
浸泡黃豆 ………50 克
豬腳 ………1 個
花生 ………100 克
紅棗 ………10 個
蔥段、薑片、鹽 ……… 各適量

 **調理作用** 健脾補氣、生津益肺

**適宜季節** 冬季

 **適宜體質** 氣虛體質

**作法**
1. 山藥切塊；豬腳斬成小段，汆燙水後，沖去血沫。
2. 在砂鍋中倒入水，放入除紅棗、蔥段、鹽外所有材料，大火燒開轉小火慢燉至豬腳 8 分熟，放入紅棗、蔥段和鹽，煮至豬腳熟爛即可。

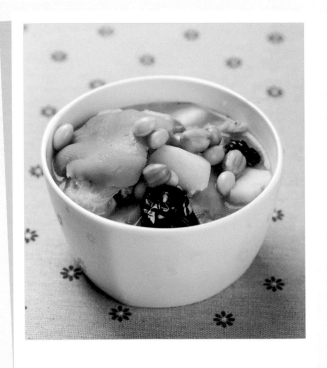

### 女中醫這樣說

花生、豬腳富含油脂，有助於保持細胞活力，再輔以山藥和黃耆，對胸部發育不良的女性有很好的幫助。

湯

滋補氣血，自然豐胸好身材

# 歸耆蝦仁湯

冷凍蝦仁解凍後，用鹽水浸泡 20 分鐘再烹製，口感更好。

**材料**
當歸、枸杞子 ……… 各 15 克
黃耆、山藥 ……… 各 30 克
蝦仁 ………100 克
桔梗 ………6 克

| 調理作用 | 益氣養血、通乳 |
| 適宜季節 | 冬季 |
| 適宜體質 | 氣虛、陽虛體質 |

**作法**
1. 山藥去皮，洗淨，切塊；枸杞子洗淨。
2. 將除蝦仁外所有材料放入砂鍋中，加適量水，以小火煎湯。去渣留汁，加入蝦仁同煮 15 分鐘，即可飲湯吃蝦仁。

 **女中醫這樣說**

此湯不但能養顏、調補氣血，還能使乳房堅挺有彈性，適用於氣血虛弱所致的乳房乾癟。

**食用宜忌：**
陰虛內熱者慎食當歸。

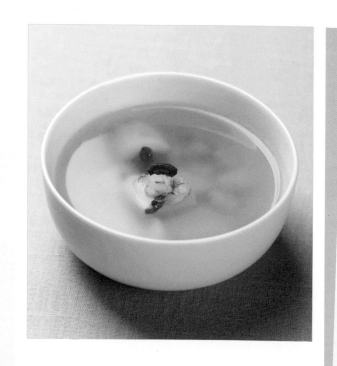

# 豬尾鳳爪湯

燉豬尾湯時，宜用小火慢燉，鍋選砂鍋最好。

材料

| 豬尾 ⋯⋯⋯ 2 條
| 鳳爪 ⋯⋯⋯ 3 個
| 香菇 ⋯⋯⋯ 5 朵
| 鹽 ⋯⋯⋯ 適量

**調理作用** 補陰益髓、豐胸

**適宜季節** 四季皆宜，冬季更佳

**適宜體質** 陰虛體質

作法

1. 香菇泡軟，洗淨，去蒂，切開；鳳爪洗淨，對切；豬尾洗淨，切塊，入沸水汆燙。

2. 將上述材料放入砂鍋中，倒入適量水，用大火煮沸再轉小火煲 1 小時，加鹽調味即可。

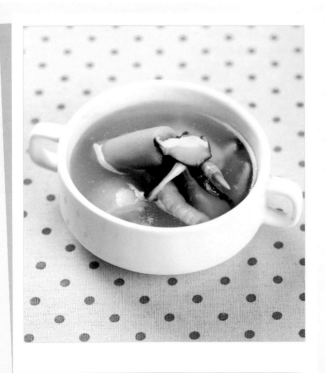

 **女中醫這樣說**

　　豬尾和鳳爪都含豐富的膠原蛋白，可保持肌膚彈性，令肌膚瑩潤、飽滿，也有助於塑造優美的身材。常飲此湯，還能改善痘痘所留下的疤痕。

湯

滋補氣血，自然豐胸好身材

# 木瓜枸杞湯

泡茶或燉湯都宜選擇青木瓜。

**材料**
木瓜 ⋯⋯⋯20 克
枸杞子 ⋯⋯⋯15 克

**調理作用** 和脾化濕、補氣益血

**適宜季節** 夏季、秋季

**適宜體質** 各種體質均可，陽虛體質最宜

**作法**
1. 木瓜洗淨，對半切開，去皮、籽，切塊。
2. 在砂鍋內倒入水，放入木瓜，小火燉煮 25 分鐘。
3. 再放入枸杞子，小火燜煮 5 分鐘即可。

### 女中醫這樣說

木瓜含有豐富的木瓜蛋白酶，能促進肌膚代謝，可以促進乳腺發育。枸杞子能補血補氣，喝茶時加少量枸杞子，能令女性身體更具活力。

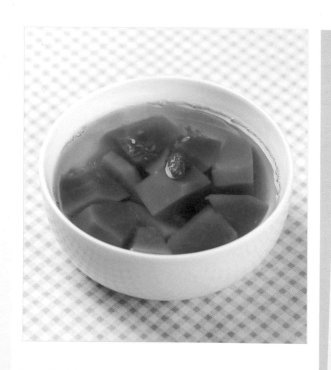

粥

滋補氣血，自然豐胸好身材

# 花生紅棗黃耆粥

用黃耆泡水飲用，有良好的防病保健作用。

材料

花生 ⋯⋯⋯100 克
紅棗 ⋯⋯⋯10 個
黃耆 ⋯⋯⋯10 克
白米 ⋯⋯⋯ 適量

 **調理作用** 健脾補氣、活血

 **適宜季節** 冬季

**適宜體質** 氣虛體質

作法

1. 花生洗淨；紅棗洗淨，去核；白米淘洗乾淨。
2. 將所有材料放入砂鍋中，加入適量水，用大火煮沸，轉小火熬煮成粥即可。

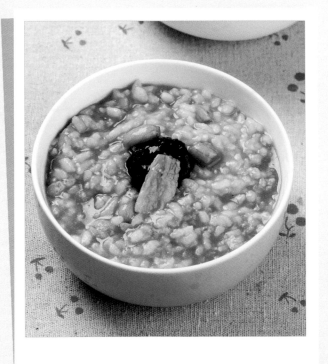

## 女中醫這樣說

花生、紅棗、黃耆有補氣養血功效，能令女性氣血充足、順暢，有助女性塑造健康好身材。此外，花生含有豐富的蛋白質及脂肪；紅棗能生津，調節內分泌；黃耆可補氣活血；三者結合可調節女性內分泌，在經期結束後連喝 7 天，豐胸的效果更佳。

**食用宜忌：**
濕熱重的人不宜食用。

## 茶

滋補氣血，自然豐胸好身材

# 木瓜牛奶

連續飲用 30 天，效果更佳。

**材料**
木瓜 ……… 150 克
牛奶 ……… 200 毫升
白糖 ……… 適量

**調理作用** 健脾補氣、活血

**適宜季節** 夏季、秋季

**適宜體質** 除特稟體質外的其他體質

**作法**
1. 木瓜洗淨，去皮、籽，切塊。
2. 將木瓜塊、牛奶、白糖一同放入果汁機中，打碎成濃汁飲用即可。

### 女中醫這樣說

木瓜中的木瓜凝乳酶能刺激雌激素分泌，使乳腺暢通，達到豐滿的效果。牛奶含有豐富的蛋白質，木瓜能促進身體對蛋白質的吸收，兩者搭配能使肌膚充滿彈性。

**食用宜忌：**
腎病患者慎食木瓜。

**小叮嚀：**
木瓜和肉類搭配燉食，更有助於蛋白質的吸收。

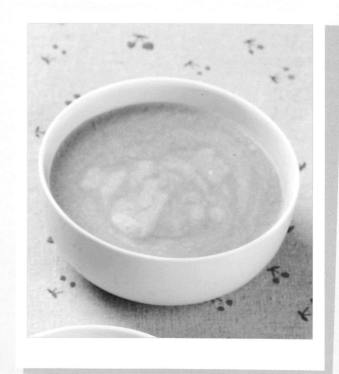

湯

潤腸通便，開啟順暢人生

# 黑芝麻瘦肉湯

在烹製過程中，黑芝麻宜在出鍋前或出鍋後再加入，以維持酥脆口感。

**材料**
- 黑芝麻 ┄┄ 20 克
- 豬瘦肉 ┄┄ 250 克
- 胡蘿蔔 ┄┄ 1 根
- 鹽 ┄┄ 適量

 **調理作用** 養陰生津、潤腸通便

 **適宜季節** 四季皆宜

 **適宜體質** 各種體質均可，陰虛體質尤佳

**作法**

1. 黑芝麻炒香；豬瘦肉切塊，用開水汆燙 5 分鐘，去血水，撈出洗淨；胡蘿蔔洗淨切塊。

2. 豬瘦肉和胡蘿蔔放入砂鍋中，加入適量水，大火煮沸轉小火煲 1 小時，加鹽調味，撒上黑芝麻即可。

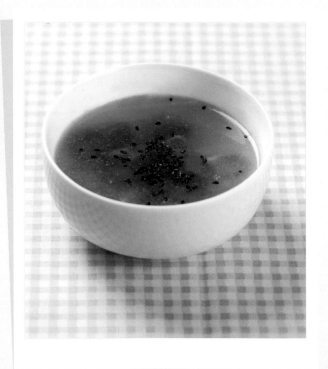

## 🥄 女中醫這樣說

陰虛體質者體內津液不足，多飲水、喝湯有助於緩解症狀，且黑芝麻歸肝、腎、大腸經，有補肝腎、益精血、潤腸燥的作用。黑芝麻所含脂肪酸可達 60%，潤腸通便能力很強，對腸道津液不足引起的陰虛便秘有一定的療效。

**食用宜忌：**
產後血虛者可多飲此湯。

# 芹菜韭菜湯

芹菜葉、韭菜易熟，煮沸即可停火。

**材料**
芹菜、韭菜 …… 各 150 克
油、鹽、蔥花 …… 各適量

| 調理作用 | 清腸利便、溫中開胃 |
| 適宜季節 | 秋季、冬季 |
| 適宜體質 | 陽虛體質 |

**作法**
1. 芹菜摘下葉，與莖一起洗淨，莖切段。
2. 韭菜洗淨，切段。
3. 鍋中倒油燒熱，放入蔥花爆香，放芹菜莖翻炒幾下，加適量水煮開，下芹菜葉、韭菜段煮沸，調入鹽即可。

### 女中醫這樣說

芹菜、韭菜中含有豐富的膳食纖維可通便潤腸，韭菜有溫中開胃的功效，兩者搭配煮湯飲用可有效緩解便秘。

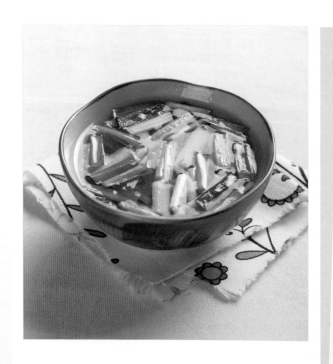

潤腸通便，開啟順暢人生

# 郁李仁陳皮湯

陳皮也可不必浸泡，洗淨後，直接煮水、泡茶飲用。

**材料**
郁李仁 ……10 克
陳皮、荊三棱 …… 各 5 克

 **調理作用** 潤腸通便

 **適宜季節** 四季皆宜

**適宜體質** 陰虛、血瘀、氣鬱體質

**作法**
1. 郁李仁、荊三棱洗淨；陳皮用溫水浸泡 5 分鐘。
2. 郁李仁、陳皮和荊三棱放入砂鍋中，加入適量水，大火煮沸轉小火煲 30 分鐘，取湯即可。

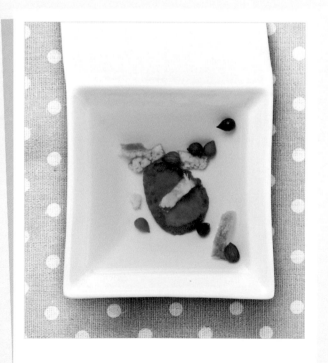

### 女中醫這樣說

郁李仁性平，味辛、苦，有下氣利水、潤燥滑腸的功效，與理氣健脾的陳皮熬湯飲用，適用於氣滯腸燥引起的便秘。

**食用宜忌：**
脾虛泄瀉者忌食。

**小叮嚀：**
優質的陳皮外表應是橙紅色或紅棕色，有細皺紋，而內表面是淺黃白色、粗糙的。

# 番薯粥

番薯糖分含量較高，糖尿病患者和胃易反酸者應少食。

**材料**
番薯 ⋯⋯⋯ 75 克
白米 ⋯⋯⋯ 50 克

| 調理作用 | 潤腸通便、改善消化不良 |
| 適宜季節 | 四季皆宜 |
| 適宜體質 | 各種體質均可 |

**作法**
1. 白米淘洗乾淨，用水浸泡；番薯洗淨，去皮，切成塊。
2. 將白米與適量水放入鍋中，大火煮沸，放入番薯塊，轉小火熬煮 20 分鐘即可。

## 女中醫這樣說

番薯性平，味甘，歸脾、腎經，有補中和血、益氣生津、寬腸胃的功效。現代研究發現番薯中含有大量膳食纖維和果膠，能刺激消化液分泌，促進腸胃蠕動，進而潤腸通便。但是單吃番薯可能會胃灼熱、吐酸水、肚脹，番薯粥較少引起這些不適，更易被身體接受。

**食用宜忌：**
番薯和柿子不宜同時食用。腸胃脹氣、燒心者應慎用。

**小叮嚀：**
選擇番薯時，宜選擇形狀修長且表面較光滑的比較甜。

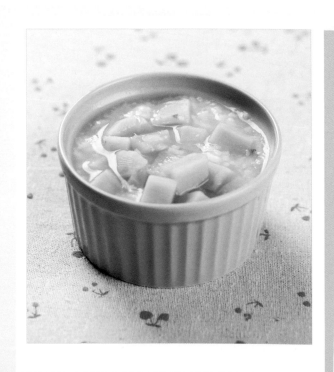

粥

潤腸通便，開啟順暢人生

# 芋頭香粥

芋頭不宜食用過多。

**材料**

白米、芋頭、豬瘦肉丁 ……… 各 50 克

蔥花、鹽、香油、胡椒粉 ……… 各適量

 **調理作用** 潤燥通便

 **適宜季節** 秋季、冬季

 **適宜體質** 各種體質均可，氣虛、陽虛體質尤適

**作法**

1. 芋頭去皮，洗淨，切塊，汆燙；白米淘洗乾淨。

2. 白米與適量水放入鍋中，煮成稀粥；另起一鍋，置火上，倒香油燒熱，放豬瘦肉丁炒熟。

3. 將豬瘦肉丁放入粥鍋中，加入芋頭塊熬煮至米粥黏稠，加鹽調味，撒上蔥花、胡椒粉即可。

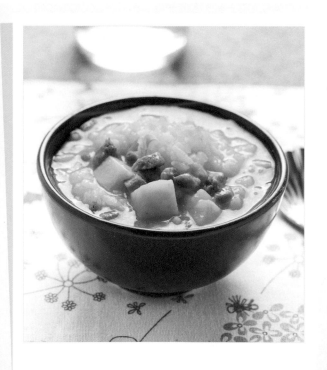

## 女中醫這樣說

此粥可潤腸通便、滋陰潤燥。

**食用宜忌：**

糖尿病患者不宜食用。

# 燕麥高麗菜粥

燕麥高麗菜粥可作早餐食用，有減肥塑身的作用。

**材料**

燕麥片 ⋯⋯⋯50 克
高麗菜 ⋯⋯⋯100 克
白米 ⋯⋯⋯20 克
蔥花、鹽、香油 ⋯⋯ 各適量

 **調理作用** 潤腸通便

 **適宜季節** 四季皆宜

 **適宜體質** 各種體質均可

**作法**

1. 白米洗淨，浸泡 30 分鐘；高麗菜洗淨，切碎。
2. 鍋置火上，倒入水燒開，放入白米、燕麥片，煮成稀粥；加高麗菜煮熟，加鹽，淋入香油，撒上蔥花即可。

### 女中醫這樣說

燕麥富含膳食纖維，可促進腸胃蠕動；高麗菜也有促進腸胃蠕動作用。二者搭配煮粥，有助於緩解便秘。

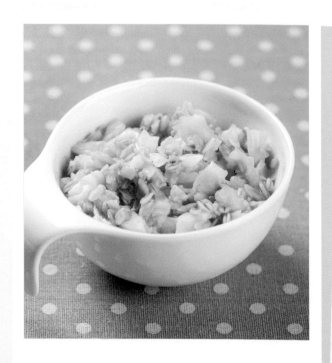

# 阿膠蔥蜜茶

蔥白有發汗解表的作用，用蔥白煮水飲用，可治療風寒感冒。

**材料**
| |
|---|
| 阿膠 ………10克 |
| 蔥白 ………4根 |
| 蜂蜜 ………15克 |

**調理作用** 養血通陽、潤腸通便

**適宜季節** 秋季、冬季

**適宜體質** 氣鬱體質

**作法**
1. 將蔥白洗淨切段。
2. 鍋置火上，加入適量水，放入蔥白煮開後撈出，趁熱加入阿膠、蜂蜜攪勻即成。

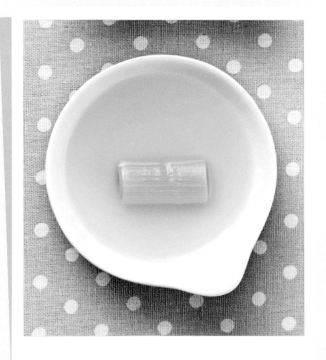

### 女中醫這樣說

　　蔥白可宣陽通竅；阿膠可補血止血、滋陰潤燥；蜂蜜有增強腸蠕動的作用，可顯著縮短排便時間，幫助排出體內毒素。對因便秘而導致的腸胃不適以及肥胖有一定的緩解作用。

**食用宜忌：**
脾胃虛弱、納食不消及嘔吐泄瀉者忌食。

# 桃花茶

體寒、脾胃虛寒者不宜多飲桃花茶。

**材料** 桃花 ⋯⋯⋯ 3～6朵

**調理作用** 美容養顏、利水通便

**適宜季節** 春季

**適宜體質** 濕熱體質

**作法** 1. 取適量桃花，沖洗乾淨。
2. 用沸水沖泡，代茶飲。

## 女中醫這樣說

桃花味苦辛，性溫，適用於因大腸津液不足而引起的便秘。桃花可以配合紅茶飲用，效果更好。桃花含有山奈酚、胡蘿蔔素、維生素等成分，適合想養顏美容的女性飲用。

**食用宜忌：**
月經量過多者及孕婦忌飲。

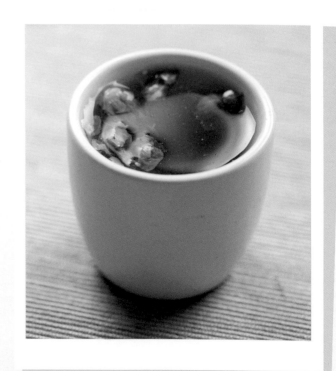

# 制首烏牛肉湯

煮湯時宜在首次加水時一次加足，中途最好不要再加水。

補血養腎，擁有烏黑秀髮

**材料**
制首烏 ……… 15 克
牛肉 ……… 300 克
鹽 ……… 適量

 **調理作用** 補氣益腎、養血

 **適宜季節** 冬季

**適宜體質** 陰虛體質

**作法**
1. 制首烏洗淨；牛肉切塊，用開水氽燙 5 分鐘，撈出，洗去血沫。
2. 制首烏和牛肉放入砂鍋中，加入適量水，大火煮沸轉小火煲 2 小時，加鹽調味即可。

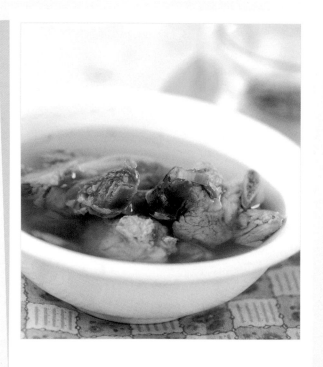

### 女中醫這樣說

　　制首烏可收斂精氣，常用於養血益肝、固精益腎，與牛肉煮湯飲用，適合因脾腎不足而出現脫髮、白髮的女性。

**食用宜忌：**
本湯不宜長期大量服用。

湯

補血養腎，擁有烏黑秀髮

# 旱蓮草紅花土雞湯

雞湯煲 2、3 小時最好，不宜過久，久煲易致營養流失。

材料
旱蓮草 ┈┈┈15 克
紅花 ┈┈┈5 克
土雞 ┈┈┈1 隻
鹽 ┈┈┈ 適量

調理作用　活血化瘀、通脈

適宜季節　秋季、冬季

適宜體質　陰虛、血瘀體質

作法
1. 旱蓮草、紅花分別洗淨；土雞斬塊，用開水汆燙 3 分鐘，撈出洗淨。
2. 旱蓮草、紅花和雞肉放入砂鍋中，加入適量水，大火煮沸後，轉小火煲 2 小時，加鹽調味即可。

 **女中醫這樣說**

　　旱蓮草性平，味甘、酸，有補肝益脾、活血化瘀的功效；紅花歸心、肝經，可散瘀止痛；土雞肉質緊實，含有較多的優質蛋白質和多種微量元素；三者搭配煮湯飲用，適合因肝脾虧虛或瘀血內阻而引起的脫髮、白髮。

**食用宜忌：**
孕婦慎用紅花。

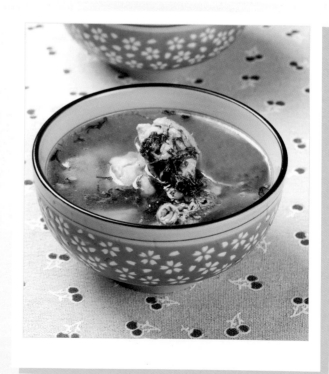

補血養腎，擁有烏黑秀髮

# 黑豆排骨湯

煮湯的火宜先大火，後小火，使湯面始終保持沸騰狀態。

**材料**
黑豆 ⋯⋯⋯30 克
排骨塊 ⋯⋯⋯200 克
薑片、料酒、鹽 ⋯⋯ 各適量

**調理作用** 補腎養血、滋養烏髮

**適宜季節** 四季皆宜

**適宜體質** 各種體質均可，陰虛體質尤宜

**作法**
1. 黑豆浸泡 3 小時，洗淨；排骨洗淨，入沸水中燙 3 ～ 5 分鐘，撈出，洗淨。
2. 在砂鍋中放入適量水，下排骨，大火燒開後倒入料酒，放入薑片，轉小火煲 1 小時。加入黑豆，再煲 1 小時，煲至排骨爛熟後加鹽調味即可。

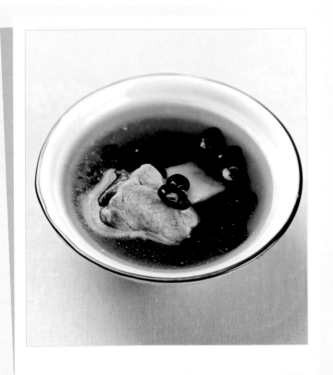

### 女中醫這樣說

黑豆有活血清熱、補虛黑髮的功效。常喝此湯可以補腎養血，能滋養頭髮。

**食用宜忌：**
腹脹者不宜多食。

補血養腎，擁有烏黑秀髮

# 女貞子枸杞羊肉湯

熬湯時始終保持在滾沸狀態，熬出的湯更好喝。出鍋前可撒些香菜。

**材料**
女貞子 ……… 15 克
紅棗 ……… 5 個
羊肉 ……… 100 克
枸杞子、鹽 ……… 各適量

**調理作用** 滋陰養血、補益肝腎

**適宜季節** 冬季

**適宜體質** 氣虛、陽虛體質

**作法**
1. 將紅棗洗淨，去核；羊肉洗淨，汆燙後撈出洗淨，切塊；枸杞子洗淨。
2. 砂鍋內倒入適量水，放入除了鹽以外的所有材料，大火煮沸後轉小火煲 2 小時，加鹽調味即可。

## 女中醫這樣說

　　女貞子性涼，味甘苦，歸肝、腎經，有滋補肝腎、滋陰明目的功效，對因肝腎不足導致的鬚髮早白、腰膝酸痛、暈眩耳鳴有很好的治療作用。

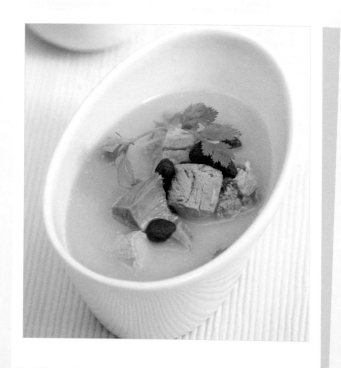

補血養腎，擁有烏黑秀髮

# 桑椹枸杞粥

每天吃 20 ～ 30 顆桑椹，可補充維生素，緩解眼睛疲勞，令眼睛明亮。

材料
| 桑椹、枸杞子 ……… 各 15 克
| 白米 ………50 克

 調理作用　補肝益腎、烏髮

 適宜季節　秋季、冬季

適宜體質　除痰濕、濕熱體質外其他體質

作法
1. 將白米淘洗乾淨；桑椹、枸杞子去雜揀淨，洗淨。
2. 在砂鍋中放入水，放入上述材料，大火煮沸後轉小火熬煮 30 分鐘，煮至粥熟即可。

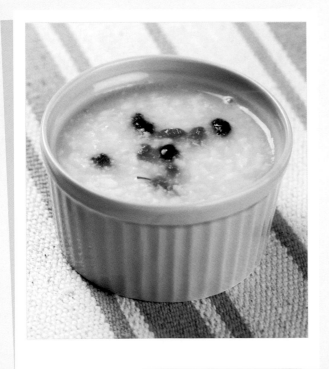

### 女中醫這樣說

　　桑椹歸心、肝、腎經，可補肝益腎、補血滋陰、生津潤燥；枸杞子歸肝、腎經，有滋補肝腎、益精明目的功效。兩者皆為養肝腎的佳品，常食不僅可緩解白髮、脫髮，還對腎虛腰酸、眩暈耳鳴、內熱消渴等症有一定的輔助治療作用。

**食用宜忌：**
體虛便溏者不宜大量食用桑椹。

**小叮嚀：**
在外購買的新鮮桑椹一定要仔細清洗乾淨再食用，以免引起腸胃不適。

粥

補血養腎，擁有烏黑秀髮

# 黑芝麻核桃粥

核桃含豐富脂肪，多吃影響消化，一次不宜吃過多。

**材料**
黑芝麻 ………30 克
核桃仁 ………20 克
白米 ………50 克
蜂蜜 ……… 適量

調理作用 固精益腎、滋養烏髮

適宜季節 四季皆宜

適宜體質 各種體質均可

**作法**
1. 將黑芝麻炒出香味；核桃仁炒香；白米洗淨。
2. 將白米與適量水放入砂鍋中熬煮成粥，快煮熟時，加入芝麻、核桃，稍煮片刻，調入蜂蜜攪勻即可。

### 女中醫這樣說

　　頭髮毛囊中黑色素減少是造成白髮的主要原因，而黑芝麻歸肝、腎、大腸經，可亮澤肌膚、毛髮。黑芝麻中含有豐富的不飽和脂肪酸、維生素 E 和珍貴的芝麻素及黑色素，對非遺傳性的青少年白頭有很好的調理效果。

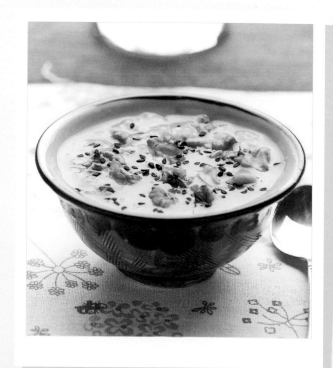

補血養腎，擁有烏黑秀髮

# 首烏紅棗粥

面色無華、肌膚乾、顏容憔悴者也可常吃此粥。

材料

| 制首烏粉 ┄┄┄┄25 克 |
| 紅棗 ┄┄┄┄5 個 |
| 白米 ┄┄┄┄50 克 |
| 紅糖 ┄┄┄┄ 適量 |

 調理作用　補血烏髮

適宜季節　冬季

適宜體質　陰虛體質

作法

1. 將白米淘洗乾淨；紅棗洗淨，去核。
2. 將白米、紅棗放入砂鍋中，加適量水，用大火燒開後轉小火熬粥；待粥半熟時加入制首烏粉，邊煮邊攪，煮至粥黏稠時加入紅糖調味即可。

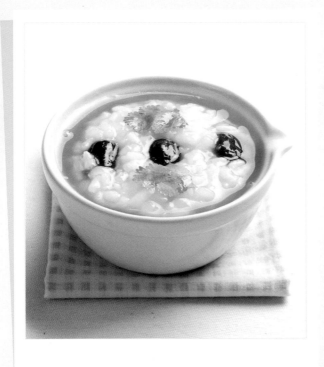

 **女中醫這樣說**

制首烏性溫，味苦、甘、澀，可收斂精氣、養血益肝、固精益腎；紅棗能補中益氣、養血安神。兩者搭配煮粥對肝腎精血虧虛導致的鬚髮早白、暈眩耳鳴、腰膝酸軟等有輔助食療效果。

# 枸杞女貞茶

枸杞子不宜與綠茶搭配泡茶飲用，宜與金銀花、膨大海一起泡。

**材料**
女貞子 ……… 12 克
枸杞子 ……… 適量

| 調理作用 | 滋補肝腎、散瘀降脂 |
| 適宜季節 | 四季皆宜 |
| 適宜體質 | 陰虛體質 |

**作法**
1. 將枸杞子、女貞子分別洗淨。
2. 將枸杞子、女貞子放入茶壺中，用沸水沖泡，加蓋悶 15 分鐘，代茶飲。

## 女中醫這樣說

　　女貞子性涼，味甘、苦，歸肝、腎經，可滋補肝腎、明目烏髮；枸杞子具有滋腎潤肺、補肝明目的功效。女貞子與枸杞子搭配食用，對目暗不明、鬚髮早白及陰虛發熱有很好的緩解效果，非常適合因肝腎陰虛導致脫髮、白髮的女性。

**食用宜忌：**
脾胃虛寒泄瀉及陽虛者忌服。

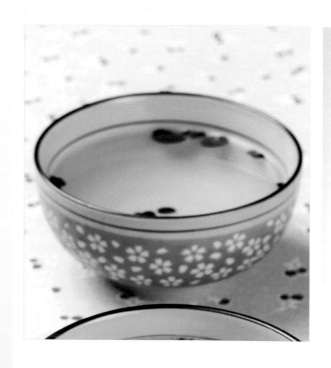

▲▲▲▲▲▲▲▲▲▲▲▲▲▲▲▲▲▲▲▲▲▲▲▲▲▲

# 第 2 章

# 喝出美麗好氣色

▲▲▲▲▲▲▲▲▲▲▲▲▲▲▲▲▲▲▲▲▲▲▲▲▲▲

　　愛美是女人的天性，幾乎所有的女性都很注重皮膚保養，尤其是臉部皮膚的保養，所以每個女性的梳妝檯上都堆著許多保養品。殊不知，美白、潤膚、補水等保養品再好，也只能改善肌膚外部。若想擁有潤白、有彈性的肌膚，「外治」不可少，「內調」更關鍵。只有體內陰陽平衡、氣血充盈而運行順暢，肌膚才能光滑、白嫩，由內而外散發出美麗的光芒。

## 清熱解毒，惱人痘痘不再來

痘痘是痤瘡的俗稱，又叫「青春痘」，是由於毛囊及皮脂腺阻塞、發炎引發的皮膚問題。痘痘的出現與臟腑功能失調息息相關。腎陰不足、肺熱、脾胃蘊熱、濕熱內生、血熱等均可導致痘痘產生。在飲食方面應以有清熱解毒、疏散風熱、清肝瀉火、清熱燥濕功效的食物為主，如綠豆、海帶、胡蘿蔔、黃瓜、菠菜、芥菜、馬齒莧、牛奶、蜂蜜等。

黃瓜薄荷湯／76　　海帶綠豆玫瑰花湯／77　　山楂桃仁荷葉粥／78
馬齒莧粥／79　　綠豆薏仁茶／80

## 舒肝健脾，擊退沉澱色斑

色斑是皮膚上和周圍膚色不同的斑點，是由於黑色素在皮膚的淺表層沉澱形成的，多發於面頰部位。中醫認為，色斑的發生與肝腎陰虛、肝鬱氣滯、心脾失調等有關，要祛斑就要滋陰補腎、養陰潤肺、疏肝健脾。番茄、山楂、銀耳、桃仁、甜杏仁、玫瑰花等有舒肝健脾、調理心脾、活血祛瘀作用，適合有色斑的女性食用。

櫻桃銀耳粥／81　　三仁雞蛋粥／82　　三花茶／83　　蜜梨綠茶／84
菊桑銀楂茶／85

## 美白養顏，給妳透亮好臉色

俗話說「一白遮三醜」，大多數女性都希望自己的肌膚嫩白細膩，所以隱藏在皮膚中的黑色素就成了愛「白」女性的「大敵」。黑色素過量沉積在皮膚表層，就會產生色斑，導致膚色不均、膚色暗沉等皮膚問題。想美白的女性平時可以多吃一些富含維生素、蛋白質、有機酸的食物，以抑制細胞氧化、減緩色素沉積，如牛奶、檸檬、黃瓜、柳丁、馬鈴薯、豬瘦肉等。

白芷鯧魚湯／86　　蘋果銀耳瘦肉湯／87　　肉片黃瓜湯／88　　薏仁牛奶粥／89
番茄西谷米粥／90　　檸檬汁／91

## 補氣益腎，調整內分泌

中醫認為導致內分泌不調的原因有情志不遂、脾胃受損、腎氣不足、外感六邪等，治療宜根據體質及表現症狀來辨別是氣虛還是血瘀，進而進行調理，令女性由內而外散發美麗。一般說來，有內分泌不調症狀的女性宜多吃有補血益氣、滋陰補腎功效的食物，如桂圓、海帶、百合、黃豆、銀耳、柚子、芹菜、南瓜、黑米等。

🍲 芋頭海帶魚丸湯／92　🍲 胡蘿蔔柿餅瘦肉湯／93　🍲 百合桂圓牛腱湯／94
🍚 桂圓栗子青豆粥／95　🍚 南瓜蛋黃粥／96　🍚 黃豆粥／97

## 健脾潤肺，擁有水潤紅嫩唇

口唇乾燥是因陰津不足、脾熱熾盛所導致的。中醫認為，脾主運化，運化水穀、津液，充養內外，使皮膚柔潤。如出現脾虛，身體不能化津行水，若加上肺陰虧虛就易生內燥。內燥與秋季外燥相互影響，就會使皮膚出現乾燥、乾裂的現象。要想嘴唇水潤飽滿，就要把脾肺調理好，可多吃銀耳、雪梨、蓮藕、芹菜、雞肉、馬鈴薯、豆腐等健脾益氣、滋陰潤肺的食物。

🍲 清甜潤唇湯／98　🍲 桔梗牛肚湯／99　🍲 西洋芹藕片魷魚湯／100
🍚 銀耳雪梨粥／101　🍚 山藥紅棗粥／102　🍚 胡蘿蔔粥／103

# 黃瓜薄荷湯

薄荷油易揮發，煮湯時宜後放薄荷。

清
熱
解
毒
，
惱
人
痘
痘
不
再
來

**材料**
> 小黃瓜 ⋯⋯⋯1 根
> 薄荷葉 ⋯⋯⋯15 克
> 蜂蜜 ⋯⋯⋯ 適量

**調理作用** 清熱去濕、去除痘印

**適宜季節** 夏季、秋季

**適宜體質** 濕熱、痰濕體質

**作法**
> 1. 小黃瓜洗淨，切絲；薄荷葉洗淨，切碎。
> 2. 小黃瓜放入砂鍋中，加入適量水，大火煮開，放薄荷再煮 5 分鐘，放涼後，加蜂蜜調味即可。

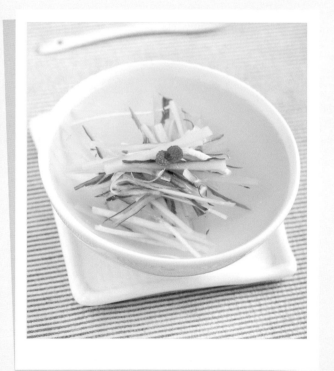

### 🥄 女中醫這樣說

　　黃瓜富含維生素 E 和生物酶，可細緻毛孔、去除痘印、潤膚；薄荷中含有的薄荷油有柔軟肌膚、消除粉刺和黑頭的作用。兩者搭配，對濕熱、痰濕體質者所長的痘痘有一定的緩解作用。

**食用宜忌：**
脾胃虛寒者慎食。

湯

清熱解毒，惱人痘痘不再來

# 海帶綠豆玫瑰花湯

煮海帶湯時，選擇乾海帶進行泡發，口味更佳。

**材料**
碎海帶 ⋯⋯30 克
洗淨綠豆、枇杷葉 ⋯⋯ 各 50 克
洗淨玫瑰花 ⋯⋯3 ～ 5 朵
紅糖 ⋯⋯ 適量

| 調理作用 | 清熱解毒、涼血清肺、療瘡除痘 |
| 適宜季節 | 夏季 |
| 適宜體質 | 濕熱體質 |

**作法**
1. 枇杷葉和玫瑰花煎水，取汁。
2. 海帶、綠豆洗淨，與枇杷葉及玫瑰花汁放入鍋中煲 1 小時，加紅糖調味即可。

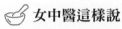 **女中醫這樣說**

　　海帶營養豐富，可保護上皮細胞的活力，減緩細胞的過氧化。綠豆有清熱解毒、消暑、利尿的作用，與海帶、玫瑰花搭配煮湯飲用，非常適合因脾胃蘊熱而長痘痘的女性。

**食用宜忌：**
脾胃虛寒者慎食。

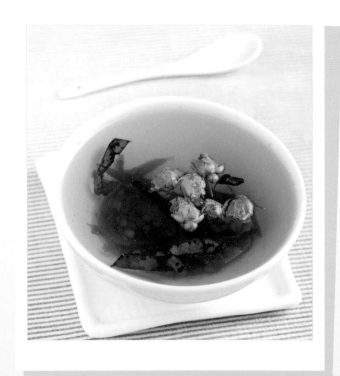

清熱解毒，惱人痘痘不再來

# 山楂桃仁荷葉粥

選擇桃仁時，飽滿、種仁白、完整的為佳。

**材料**
桃仁、山楂 ……… 各 9 克
荷葉 ……… 半張
白米 ………60 克

**調理作用** 活血祛瘀、升發清陽

**適宜季節** 四季皆宜

**適宜體質** 濕熱、血瘀、痰濕體質

**作法**
1. 桃仁、山楂、荷葉分別洗淨；白米淘洗乾淨。
2. 桃仁、山楂、荷葉煎水，取汁。
3. 將藥汁、白米放入鍋中，大火煮開，改小火熬煮成粥。

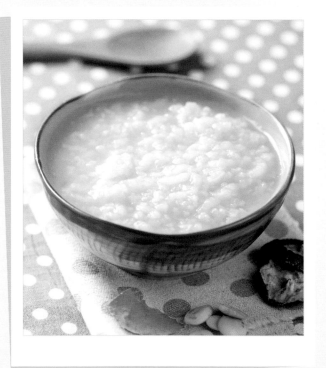

### 女中醫這樣說

　　桃仁性平，味甘苦，有破血行瘀、活血的功效；山楂性微溫，味酸甘，有消食化積、行氣散瘀的功效；荷葉可利水滲濕；三者搭配與白米煮粥，每日 1 劑，連用 15 天，對痰瘀凝結所致的痤瘡有很好的療效。

**食用宜忌：**
月經過多者、孕婦、便溏者，忌食本粥。

# 馬齒莧粥

每年 6 ～ 8 月是馬齒莧生長最為茂盛的時期，可到野外採摘。

清熱解毒，惱人痘痘不再來

**材料**
馬齒莧 ………5 克
白米 ………50 克

**調理作用** 清熱解毒、消腫

**適宜季節** 夏季

**適宜體質** 濕熱體質

**作法**
1. 將白米淘洗乾淨；馬齒莧去根，洗淨。
2. 鍋內加入適量水和白米，大火燒沸，轉小火煮 30 分鐘；待粥將熟時，加入馬齒莧，再煮沸即可。

## 女中醫這樣說

馬齒莧性寒，味酸，有清熱解毒、利水祛濕、散血消腫、消膚炎止痛等功效，常作為濕疹、皮炎等症的輔助治療藥物，對膿瘡、痘痘等化膿性皮膚病也有很好的解毒作用。馬齒莧不僅可以用來煮粥，搗碎榨成汁直接塗在患部，也有很好的消炎作用。

**食用宜忌：**
脾胃虛弱者，及因受涼導致腹瀉者不適合食用馬齒莧，孕婦忌食。

**小叮嚀：**
馬齒莧莖頂部的葉子很柔軟，可用來做湯或燉菜，還可用於做蛋黃醬。

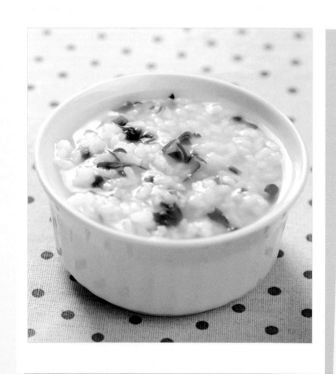

清熱解毒，惱人痘痘不再來

# 綠豆薏仁茶

薏仁茶不僅可祛痘，還兼有美白的功效，可常飲。

**材料**
| 綠豆、薏仁 ┄┄ 各 25 克
| 山楂 ┄┄┄ 10 克

**調理作用** 清熱利濕、活血化瘀

**適宜季節** 夏季、秋季

**適宜體質** 痰濕、血瘀、濕熱體質

**作法**
1. 將薏仁、綠豆、山楂分別洗淨，加水浸泡 30 分鐘。
2. 將上述材料連同浸泡的水一同放入鍋中，大火煮開，煮沸 10 分鐘後停火，燜 15 分鐘，取汁，代茶飲。

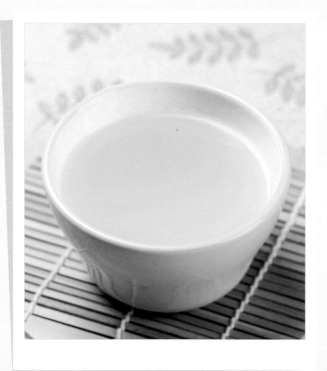

### 女中醫這樣說

綠豆性寒，味甘，有清熱解毒的功效；薏仁性微寒，味甘、淡，有健脾利濕、清熱排膿的功能。兩者搭配煮水飲用，對脾胃蘊熱、濕熱內生引起的痘痘有很好的緩解作用。

**食用宜忌：**
脾胃虛寒者慎食。

# 櫻桃銀耳粥

泡發銀耳放到攪拌機中打碎,再煮粥,煮出的粥清甜而黏稠。

舒肝健脾,擊退沉澱色斑

**材料**
白米 ……50 克
泡發銀耳 ……30 克
櫻桃 ……40 克
糖桂花 …… 適量

 **調理作用** 祛斑、潤膚

 **適宜季節** 夏季、秋季

 **適宜體質** 各種體質均可

**作法**
1. 將白米淘洗乾淨,浸泡 30 分鐘;櫻桃洗淨;泡發銀耳去蒂,洗淨,撕成小朵。
2. 白米與適量水放入鍋中,大火燒沸後,轉小火熬煮 15 分鐘。
3. 加入銀耳煮 15 分鐘,再加入櫻桃、糖桂花,煮沸即可。

## 女中醫這樣說

櫻桃含鐵、維生素 C,能使皮膚紅潤嫩白;銀耳富含植物性膠質成分,女性常食可祛除斑點,使皮膚嫩白光滑。經常喝櫻桃銀耳粥,不僅能淡化斑痕,還會令肌膚潤滑。

**食用宜忌:**
糖尿病患者忌食本粥。

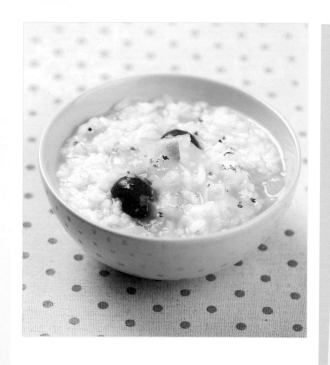

舒肝健脾，擊退沉澱色斑

# 三仁雞蛋粥

煮粥時，先煮沸水再放入各種材料，不易糊鍋。

**材料**
桃仁、甜杏仁、白果仁 ⋯⋯⋯10 克
打散雞蛋 ⋯⋯⋯1 個
白米 ⋯⋯⋯50 克
冰糖 ⋯⋯⋯ 適量

 **調理作用** 排毒養顏、減少色斑

 **適宜季節** 四季皆宜

**適宜體質** 各種體質均可

**作法**
1. 將桃仁、甜杏仁、白果仁洗淨後以水煎煮，取汁；白米洗淨。
2. 鍋內加水，燒沸後放入白米，倒入三仁汁，用小火煨 15 分鐘。淋入雞蛋液繼續用小火煨 15 分鐘，至粥黏稠時加入冰糖調味即可。

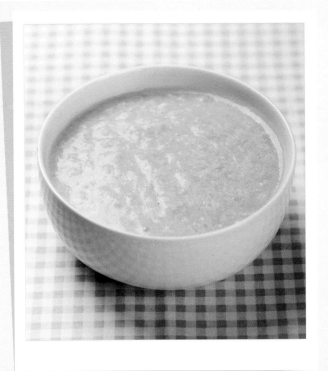

### 🥄 女中醫這樣說

雞蛋性平，味甘，歸脾、胃經，可補肺養血、滋陰潤燥，能抗氧化、延緩衰老，再配以桃仁、甜杏仁和白果仁煮粥，具有排毒養顏、活血化瘀的功效。

茶

舒肝健脾，擊退沉澱色斑

# 三花茶

沖泡花茶時，沖泡次數以 2、3 次最宜，口味最好。

**材料**
玫瑰花 ………6 克
金銀花 ………9 克
茉莉花、甘草 ……… 各 3 克

 **調理作用** 活血化瘀、祛毒消斑
 **適宜季節** 四季皆宜
 **適宜體質** 各種體質均可

**作法**
1. 茉莉花、甘草、玫瑰花、金銀花分別洗淨。
2. 將以上材料放入茶壺中，用沸水沖泡，代茶飲即可。

## 女中醫這樣說

玫瑰花性溫，味甘、微苦，具有利氣、行血的功效；甘草性平、味甘，可清熱解毒、抗氧化；茉莉花有行氣開鬱、抗菌消炎的功效；金銀花有清熱解毒、抗炎、涼散風熱的功效。四者搭配能淡化斑點、減少眼部黑色素沉積。

**食用宜忌：**
脾胃虛寒明顯者忌食。

**小叮嚀：**
沖泡花茶時，宜熱飲。熱飲時花的香味濃郁，能更沁人心脾。

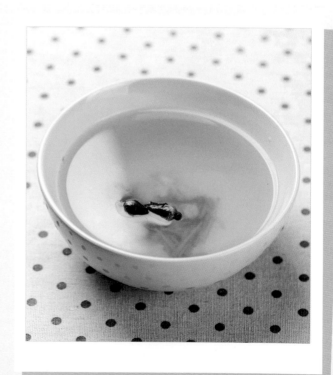

舒肝健脾，擊退沉澱色斑

# 蜜梨綠茶

切開的梨易氧化變黑，切好後浸泡在水中，可避免這種情況。

**材料**
蜜梨 ……1 個
綠茶葉 ……3 克
冰糖 …… 適量

 **調理作用** 潤肺清心、消痰降火

 **適宜季節** 四季皆宜

 **適宜體質** 陰虛、濕熱體質

**作法**
1. 蜜梨洗淨，去核，切塊。
2. 蜜梨加少許水放入榨汁機中榨汁，去渣取汁。
3. 將茶葉用沸水沖泡 5 分鐘，取茶汁。將茶汁、梨汁混合，調入適量涼開水、冰糖即可飲用。

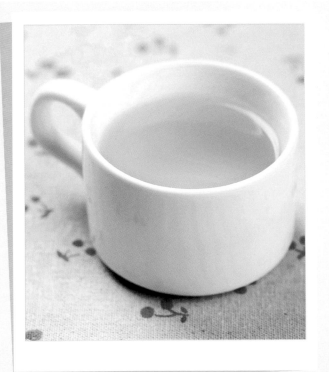

## 🥄 女中醫這樣說

梨性涼，味甘、微酸，歸肺、胃經，有生津潤燥、清熱養肺的功效；綠茶富含礦物質和維生素，可抗氧化。兩者搭配能滋陰潤肺，令肌膚瑩潤、有光澤。

**食用宜忌：**
脾胃寒涼者少飲。

# 菊桑銀楂茶

陰虛體質者不宜長期飲用此茶。

**材料**
菊花、金銀花、山楂 …… 各 15 克
桑葉 …… 10 克

**調理作用** 清熱解毒、祛斑美白
**適宜季節** 夏季
**適宜體質** 濕熱體質

左側直書：舒肝健脾，擊退沉澱色斑

茶

**作法**
1. 菊花、金銀花、山楂、桑葉分別洗淨。
2. 將上述材料放入茶壺中，加開水沖泡，加蓋悶 15 分鐘，飲用即可。

## 🥣 女中醫這樣說

菊花能疏散風熱、清肝明目，減緩色素沉澱；桑葉性寒，味苦，入肝經，能疏散風熱，又能清肝火；金銀花可提高人體抵抗自由基能力，促進新陳代謝。三者搭配有消食化滯、活血化瘀功效的山楂，能延緩肌膚衰老，潤膚祛斑。

**食用宜忌：**
脾胃虛寒及氣虛瘡瘍膿清者忌服。

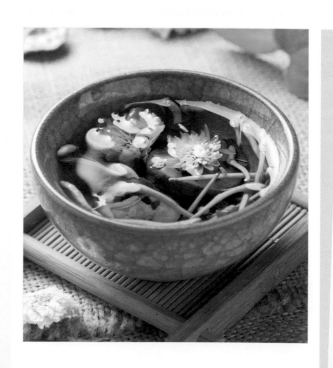

**湯**

美白養顏，給妳透亮好臉色

# 白芷鯧魚湯

鯧魚在煮湯前，可先用油煎一下，以去除腥味。

**材料**
- 白芷 ……… 15 克
- 雞蛋 ……… 1 個
- 鯧魚 ……… 1 條
- 薑、胡椒粉、澱粉水、料酒、香油、鹽 ……… 各適量

 **調理作用** 美白潤膚

 **適宜季節** 秋季、冬季

**適宜體質** 除陰虛、痰濕、濕熱體質外各體質

**作法**
1. 白芷洗淨；雞蛋取蛋白；薑洗淨，切片。
2. 鯧魚去鱗、內臟、鰓，洗淨，切塊，用蛋白、胡椒粉、澱粉水、料酒、鹽抓勻。
3. 白芷和薑片放入湯鍋中，加入適量水，大火煮沸；放入鯧魚煮熟，加鹽調味，最後淋上香油即可。

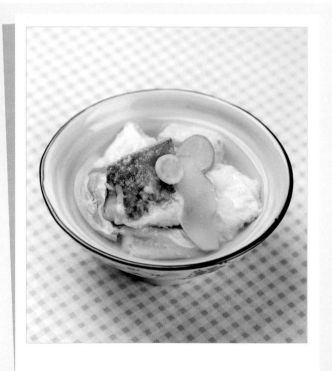

### 女中醫這樣說

　　白芷能美白肌膚、淡化斑點，還能改善局部血液循環，消除黑色素在組織中過度堆積，促進皮膚細胞新陳代謝；鯧魚具有益氣養血的作用。兩者搭配可補氣養血，促進皮膚血液循環，進而美白肌膚。

**食用宜忌：**
陰虛血熱者忌食。

湯

美白養顏，給妳透亮好臉色

# 蘋果銀耳瘦肉湯

想讓湯味更加香濃順滑，可適當加兩片五花肉。

**材料**
蘋果 ……… 半個
泡發銀耳 ………15 克
豬瘦肉 ………150 克
薑片、鹽 ……… 各適量

**調理作用** 潤肺美白、潤腸通便

**適宜季節** 四季皆宜

**適宜體質** 痰濕體質

**作法**
1. 蘋果洗淨，切塊；銀耳撕小朵；豬瘦肉切塊。
2. 將除鹽外所有材料放入鍋中，加適量水，大火燒開，撇去浮沫，改小火煮至肉熟，調入鹽即可。

 **女中醫這樣說**

蘋果能生津除煩、開胃和脾；銀耳有養顏潤膚之效；瘦肉則能滋養臟腑、潤膚補氣。三者搭配煮湯，可滋陰潤燥、養顏瘦身。

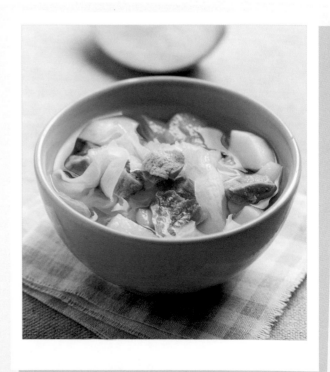

# 肉片黃瓜湯

小黃瓜不要切太大，也不宜煮過久，以免營養流失。

美白養顏，給妳透亮好臉色

**材料**

豬肉片 ⋯⋯⋯50 克
小黃瓜 ⋯⋯⋯1 根
柳松菇 ⋯⋯⋯60 克
油、薑片、蔥花、料酒、鹽、
白胡椒粉 ⋯⋯ 各適量

**調理作用** 排毒美白

**適宜季節** 四季皆宜

**適宜體質** 各種體質均可

**作法**

1. 柳松菇去蒂，洗淨；用油炒香薑片、柳松菇，加入料酒與水，燒開後煮約 15 分鐘，撇去油沫。

2. 放入鹽和白胡椒粉煮 2 分鐘，再放入豬肉片、小黃瓜片、蔥花，待湯燒開即可。

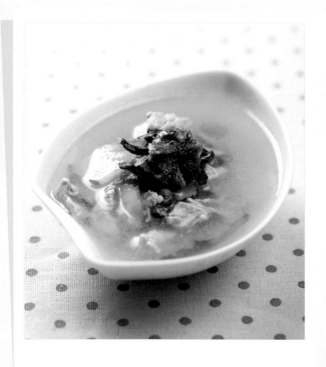

 **女中醫這樣說**

　　小黃瓜能促進人體新陳代謝，有助於排出體內毒素，能有效抑制黑色素的形成。多吃小黃瓜還有助於抑制糖類物質轉化為脂肪。

# 薏仁牛奶粥

牛奶不宜長時間煮沸，薏仁熟後再倒入，可最大程度保留牛奶營養。

美白養顏，給妳透亮好臉色

**材料**
薏仁 ⋯⋯⋯100 克
牛奶 ⋯⋯⋯250 毫升
冰糖 ⋯⋯⋯ 適量

**調理作用** 美白肌膚、淡化細紋

**適宜季節** 四季皆宜

**適宜體質** 各種體質均可

**作法**
1. 薏仁淘洗乾淨，用水浸泡 4 小時。
2. 將薏仁放入砂鍋中，加適量水，大火煮沸轉小火煮至軟爛。
3. 再倒入牛奶以小火煮開，加入冰糖調味即可。

## 女中醫這樣說

　　薏仁中富含蛋白質和維生素 E，可以分解酵素，軟化皮膚角質，使皮膚光滑白皙；牛奶能改善皮膚細胞活性，有美白肌膚、延緩肌膚衰老、增強皮膚張力、消除小皺紋等功效。二者搭配食用，美白效果更好。

**食用宜忌：**
對牛奶過敏者慎服。

**小叮嚀：**
薏仁很能「吃」水，所以用薏仁煮粥時宜多放些水。

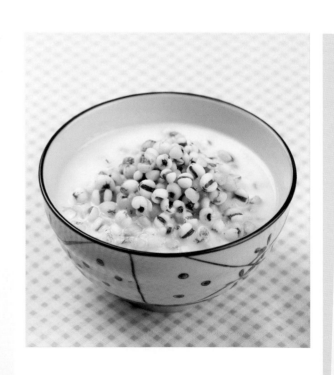

美白養顏，給妳透亮好臉色

# 番茄西谷米粥

煮西谷米時，宜放相當於西谷米 4、5 倍的清水。

**材料**

去皮番茄 ……… 1 個
西谷米 ……… 50 克
白糖 ……… 適量

**調理作用** 美白養顏、抗氧化

**適宜季節** 四季皆宜

**適宜體質** 各種體質均可，氣虛體質尤佳

**作法**

1. 番茄切丁；西谷米淘洗乾淨，用水浸透。
2. 將所有材料放入砂鍋內，加適量水，煮熟即可。

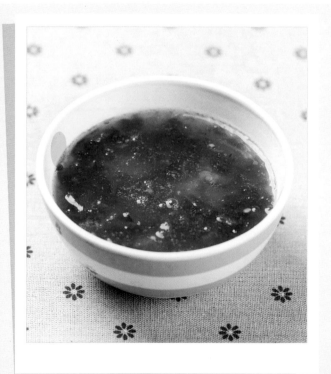

### 🥄 女中醫這樣說

番茄含有豐富的維生素 C、胡蘿蔔素和維生素 B 群，能減少皮膚黑色素沉澱並嫩白肌膚；而番茄中的抗氧化成分則可以預防自由基對皮膚的破壞，具有明顯的美容抗皺效果。番茄配以健脾益胃的西谷米煮粥，具有一定的養陰涼血、美白祛斑功效。

美白養顏，給妳透亮好臉色

# 檸檬汁

檸檬是感光水果，晚飯後飲用，美白效果更好。

材料 | 檸檬 ……… 1 個
蜂蜜 ……… 適量

 調理作用　美白祛斑

 適宜季節　四季皆宜，夏季最佳

 適宜體質　各種體質均可

作法 | 1. 檸檬去皮，切成薄片。
2. 將檸檬榨汁，加蜂蜜，兌涼開水飲用即可。

### 女中醫這樣說

　　檸檬可以有效預防皮膚色素沉澱，它含有的有機酸能與肌膚表面的鹼性物中和，起到去除油脂污垢的作用；所含維生素 C 和果酸在抗菌、軟化及潤澤皮膚方面可以發揮強大的作用，特別適合夏季飲用。炎炎夏季來一杯冰爽的檸檬汁，既解暑又美白。糖尿病及牙痛患者忌服。

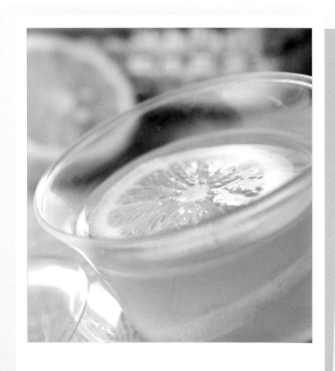

補氣益腎，調整內分泌

# 芋頭海帶魚丸湯

挑選芋頭應選擇顏色較深的，表皮完整無芽種，最好是帶著泥巴者最佳。

**材料**
芋頭 ⋯⋯2 個
魚丸 ⋯⋯3～5 個
乾海帶、香菜、鹽、白糖、
胡椒粉 ⋯⋯ 各適量

 **調理作用** 改善內分泌失調

 **適宜季節** 四季皆宜

 **適宜體質** 各種體質均可，氣虛體質尤佳

**作法**
1. 芋頭去皮，洗淨，切大塊；乾海帶提前用涼水泡開，洗淨，切成粗絲；魚丸對半切開。
2. 鍋置火上，加適量水，倒入芋頭，大火煮開轉小火煮至將熟時，加海帶、魚丸，放鹽、白糖、胡椒粉調味，再煮 10 幾分鐘，撒上香菜即可。

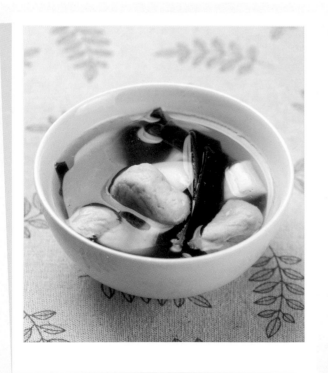

### 女中醫這樣說

　　海帶素有「含碘冠軍」的美稱，碘含量極為豐富。芋頭可開胃生津、補氣益腎。

### 食用宜忌：

生芋有小毒，必須熟透才可食用。甲狀腺功能異常者應慎用此湯。

### 小叮嚀：

芋頭烹調時一定要烹熟，否則其中的黏液會刺激咽喉。

# 胡蘿蔔柿餅瘦肉湯

柿餅含有大量鞣酸，不宜空腹吃。

**材料**
胡蘿蔔 ⋯⋯1 根切片
柿餅 ⋯⋯2 個
紅棗 ⋯⋯3 ～ 5 個
豬瘦肉片 ⋯⋯150 克
鹽、薑絲 ⋯⋯ 各適量

**調理作用** 補中益氣、滋陰補腎

**適宜季節** 冬季

**適宜體質** 氣虛體質

**作法**
1. 柿餅、紅棗洗淨，紅棗去核。
2. 將胡蘿蔔、柿餅、紅棗、豬瘦肉一起放入砂鍋中，加適量水，放入薑絲，大火煮沸，改小火煲 1 小時左右，調入鹽食用。

 **女中醫這樣說**

胡蘿蔔性平，味甘，有補肝明目功效；柿餅性寒，味甘澀，有潤肺、澀腸的功效；瘦肉有補虛益氣的功效。三者搭配煮湯能補中益氣。

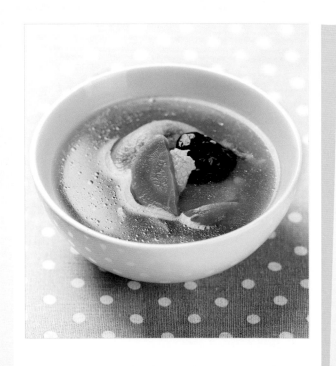

# 百合桂圓牛腱湯

鮮百合性偏涼，脾胃虛寒者宜少吃。

湯

補氣益腎，調整內分泌

**材料**
鮮百合 ⋯⋯ 1 個
桂圓肉 ⋯⋯ 5 ～ 8 個
牛腱肉片 ⋯⋯ 200 克
薑片、鹽 ⋯⋯ 各適量

調理作用　補氣養血

適宜季節　秋季、冬季

適宜體質　氣虛、陽虛體質

**作法**
1. 將鮮百合洗淨；牛腱肉放入沸水中汆燙，撈出。
2. 鍋置火上，加適量水，放入除鹽外所有材料，大火燒開後，中火煲 2 小時，加鹽調味即可。

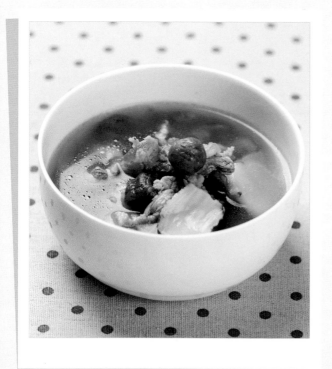

### 女中醫這樣說

內分泌失調會引發多種問題，如黃褐斑、月經不調等。桂圓、百合與補中益氣的牛肉搭配煮湯，能補氣養血、補充體力，進而達到改善內分泌和身體素質的功效。

**食用宜忌：**
孕婦及咳嗽者慎食桂圓。

**粥**

補氣益腎，調整內分泌

# 桂圓栗子青豆粥

早晚生食栗子 2 顆，對老年腎虧、頻尿有益。

**材料**
小米 ……… 100 克
青豆、桂圓 ……… 各 30 克
栗子、紅糖 ……… 各適量

**調理作用** 補脾益腎、調節內分泌

**適宜季節** 秋季、冬季

**適宜體質** 氣虛、陽虛體質

**作法**
1. 小米、青豆洗淨；桂圓、栗子去殼，取肉。
2. 將上述材料放入鍋中，加適量水，大火燒開轉小火熬煮成粥，加入紅糖調味即可。

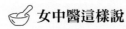 **女中醫這樣說**

桂圓性平溫，味甘，歸心、脾、胃經，有補心脾、益氣血、健脾胃的功效；栗子有益氣補脾、健脾厚腸、強筋健骨的作用。桂圓、栗子與青豆、小米搭配煮粥，可促進腸胃蠕動、補益脾腎，有助於治療腎虛引起的內分泌失調。

**食用宜忌：**
患有外感實邪及痰飲脹滿者勿食桂圓。

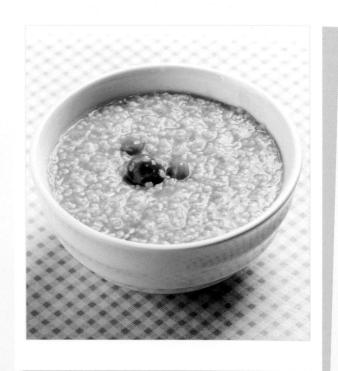

補氣益腎，調整內分泌

# 南瓜蛋黃粥

南瓜多吃會助長濕熱，有瘡毒者宜少吃。

**材料**
去皮南瓜 ……… 150 克
鹹蛋黃 ……… 3 個
白米 ……… 100 克
蔥花 ……… 適量

 調理作用　促胃腸蠕動、改善內分泌失調

適宜季節　夏季、秋季

適宜體質　陰虛體質

**作法**
1. 南瓜切小塊；鹹蛋黃切塊；白米淘洗乾淨。
2. 鍋置火上，加適量水，放入白米，大火燒開後放入南瓜塊，轉小火熬煮；待粥稠時，加入鹹蛋黃稍煮片刻，最後撒上蔥花即可。

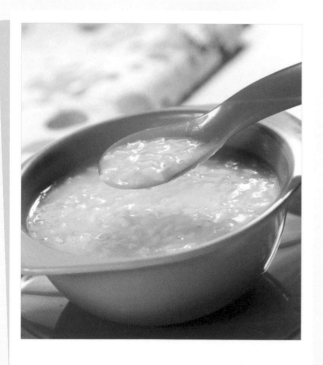

### 女中醫這樣說

　　南瓜所含果膠有很好的吸附性，能在腸道內吸附體內細菌毒素和其他有害物質，可預防內分泌失調。

# 黃豆粥

先將黃豆煮熟，再與白米一起熬煮，可去除豆腥味。

**材料**
- 黃豆 ……… 10 克
- 白米 ……… 100 克
- 黑芝麻 ……… 適量

 **調理作用** 平衡體內激素、養顏美膚

 **適宜季節** 四季皆宜

 **適宜體質** 各種體質均可

**作法**
1. 黃豆洗淨，浸泡 12 小時後；白米淘洗乾淨。
2. 鍋置火上，加適量水，放入黃豆和白米，大火煮沸轉小火煮至粥成，撒上黑芝麻即可。

 **女中醫這樣說**

黃豆中含有大量植物雌激素，具有調節女性體內雌激素平衡的作用，因此女性應多吃。

**食用宜忌：**

黃豆不易被消化吸收，因此消化功能不良的人不宜多食。

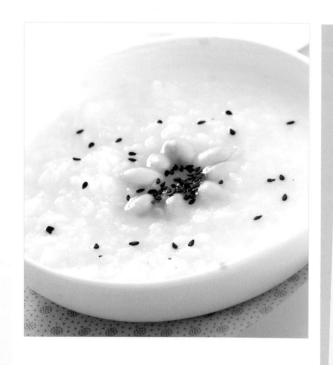

湯

健脾潤肺，擁有水潤紅嫩唇

# 清甜潤唇湯

蓮藕要選擇藕節短，藕身粗的為好。

**材料**
| |
|---|
| 梨、柿餅 ……… 各 1 個 |
| 胡蘿蔔 ………1 根 |
| 蓮藕 ……… 半節 |
| 荸薺 ………4 個 |
| 杏仁 ………20 粒 |
| 冰糖、蜂蜜 ……… 各適量 |

 **調理作用** 健脾潤肺、潤唇

 **適宜季節** 秋季

**適宜體質** 陰虛體質

**作法**

1. 將帶皮杏仁用水浸泡 5 ～ 10 分鐘；蓮藕去皮，切成小塊；梨洗淨，切塊；胡蘿蔔洗淨，切片；柿餅洗淨，切小塊；荸薺削去外皮，切塊。

2. 鍋置火上，放入除蜂蜜外的所有食材，加入適量水。大火煮開後，轉小火煮 30 分鐘。待涼至溫熱，調入蜂蜜調勻即可。

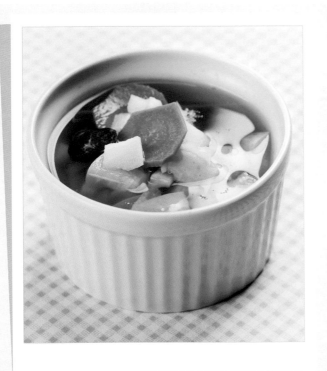

### 🥄 女中醫這樣說

梨、蓮藕、荸薺均為健脾潤肺、養陰生津的好食材，做成清甜美味的潤唇湯，經常喝一些，對緩解皮膚乾燥很有幫助。湯粥需要堅持飲用才能發揮更好的作用，在乾燥季節經常喝一碗清甜潤唇湯，可使肌膚保持滋潤，緩解口乾唇裂的症狀。

**食用宜忌：**
脾胃虛寒者不宜吃荸薺。

健脾潤肺，擁有水潤紅嫩唇

# 桔梗牛肚湯

清洗金錢肚時，加鹽和醋，用雙手反覆揉搓，洗得較乾淨。

**材料**

牛肚 ⋯⋯⋯200 克
泡軟的桔梗條 ⋯⋯⋯100 克
胡蘿蔔塊 ⋯⋯⋯80 克
蕨菜段、黃豆芽 ⋯⋯⋯ 各 30 克
蔥段、薑片、蒜末、胡椒粉、
醬油 ⋯⋯⋯ 各適量

| 調理作用 | 宣肺利咽、潤燥止咳 |
| 適宜季節 | 秋季 |
| 適宜體質 | 痰濕體質 |

**作法**

1. 金錢肚洗淨，切條，放到沸水中汆燙，撈出沖涼。
2. 油鍋燒熱，加入蔥、薑、蒜、醬油、桔梗、牛肚，翻炒上色後，放入蕨菜、黃豆芽、胡蘿蔔，加適量水，煲煮 10 分鐘後，撒胡椒粉調味即可。

 **女中醫這樣說**

桔梗性平，味苦，具有健脾宣肺、利咽祛痰、排膿的功效，對口乾咽乾有很好的調養功效。

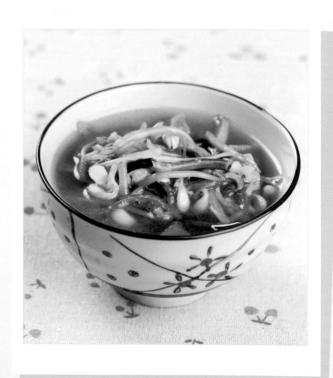

湯

健脾潤肺，擁有水潤紅嫩唇

# 西洋芹藕片魷魚湯

清洗魷魚時，先將魷魚浸於白醋中 2、3 分鐘，更易洗淨。

**材料**
魷魚 ⋯⋯⋯200 克
蓮藕片、西洋芹段 ⋯⋯ 各 150 克
料酒、薑片、鹽、胡椒粉 ⋯⋯ 各適量

 **調理作用** 健脾和胃、潤燥生津

 **適宜季節** 秋季

 **適宜體質** 陰虛體質

**作法**
1. 魷魚處理好，切段，放入熱水中汆燙，撈出備用。
2. 油鍋燒熱，放入薑片、魷魚翻炒片刻，調入料酒，加適量水，大火煮沸後放入西洋芹、蓮藕片、鹽、胡椒粉，再煮 5 分鐘即可。

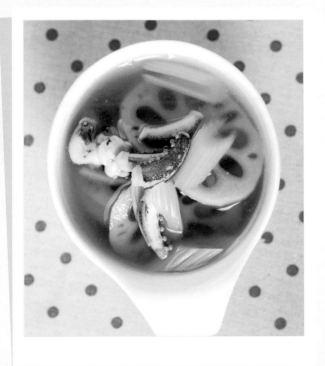

### 🥄 女中醫這樣說

　　蓮藕能消暑清熱、生津潤燥。西洋芹性涼，可平肝清熱，與蓮藕、魷魚一同煲湯，能潤肺止渴、消除餘熱，非常適合脾胃不好、經常口乾舌燥的女性。

# 銀耳雪梨粥

將雪梨切成小丁煮粥，梨中營養更易進入粥中。

**材料**
白米 ………100 克
乾銀耳 ………5 克
雪梨 ……… 半個
冰糖 ……… 適量

 **調理作用** 潤肺生津、瑩潤肌膚

 **適宜季節** 秋季

**適宜體質** 陰虛體質

**作法**
1. 銀耳用水泡發，洗淨，撕成小朵；雪梨洗淨，去皮，去核，切小塊；白米淘洗乾淨。
2. 將白米、銀耳、雪梨一同放入砂鍋中，加適量水熬煮至米爛粥稠，出鍋時放入冰糖即可。

## 🥄 女中醫這樣說

銀耳、雪梨有滋陰潤肺、生津補虛的作用，兩者搭配可以清熱生津、潤肺止咳。嘴唇乾燥且經常龜裂的女性在秋天應多喝此粥。

**食用宜忌：**
脾胃虛寒者不宜多吃雪梨。

**小叮嚀：**
煮銀耳前，可以先將泡發、洗淨的銀耳放到攪拌機中打碎再煮，營養更易析出。

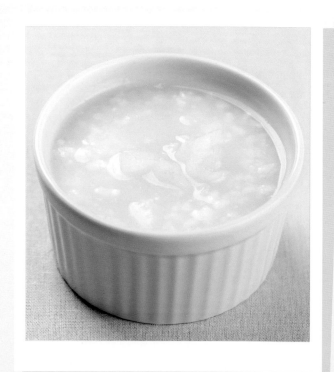

健脾潤肺，擁有水潤紅嫩唇

# 山藥紅棗粥

山藥有補中益氣的功效，氣虛體質女性可常食。

**材料**

| 白米 ⋯⋯⋯50 克 |
| 山藥丁 ⋯⋯⋯100 克 |
| 去核紅棗 ⋯⋯⋯3～5 個 |

**調理作用** 健胃利脾、補血養氣

**適宜季節** 四季皆宜

**適宜體質** 各種體質均可

**作法**

1. 白米淘洗乾淨。
2. 白米與適量水放入鍋中，大火煮開後，改小火熬煮 10 分鐘左右，放入山藥、紅棗煮至粥熟。

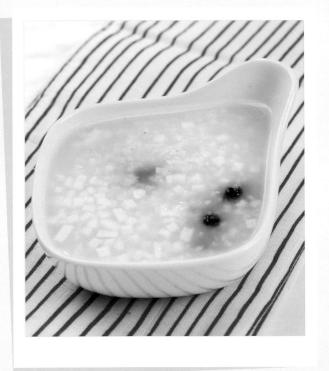

### 女中醫這樣說

中醫說「脾開竅於口，其華在唇」，脾氣健運，口唇自然紅潤光澤。山藥性平，味甘，有健脾胃、益肺腎、補虛羸的作用，與紅棗、白米搭配煮粥，常食可令雙唇紅潤飽滿。

**食用宜忌：**

濕盛中滿、有積滯、有實邪者不宜食。大便燥結者不宜多食。

健脾潤肺，擁有水潤紅嫩唇

# 胡蘿蔔粥

煮胡蘿蔔粥時，放兩滴油，更易吸收胡蘿蔔的營養。

**材料**
白米 ………50 克
胡蘿蔔 ………1 根

| 調理作用 | 健脾和胃 |
| 適宜季節 | 四季皆宜 |
| 適宜體質 | 各種體質均可 |

**作法**
1. 白米淘洗乾淨；胡蘿蔔去皮，洗淨，切小丁，熱油小火略炒。
2. 鍋置火上，加適量水，放入白米和胡蘿蔔丁熬煮成粥即可。

## 女中醫這樣說

　　胡蘿蔔性平，味甘，有健脾和胃、明目的作用，它含有豐富的胡蘿蔔素，可滋養唇部，還可以清除肌膚多餘角質。

**食用宜忌：**
胡蘿蔔和醋不宜共食。

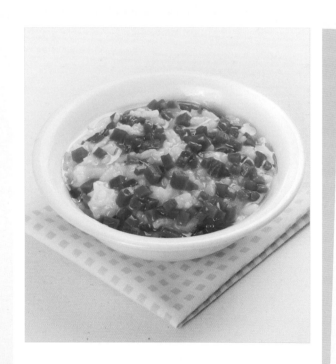

第 **3** 章

# 固本培元抗衰老

　　女性 25 歲以後，身體各項生理機能開始衰退，身體極易處於疲勞的「透支」狀態，長此以往身體「根」、「本」虧虛、氣血不足，容顏老去，而「固本培元」可使機體氣血流暢，令肌膚保持年輕的模樣。

　　先天之本在腎，固本培元先要由腎開始，宜多吃具有補腎作用的食物，如山藥、木耳、黑米、芝麻等。

##  清肝明目，對抗 3C 輻射

在所有的輻射中，女性最常接觸的就是電腦輻射。尤其是上班族女性經常坐在電腦前，眼睛最容易受到輻射的傷害。而肝血不足會導致兩目乾澀、視物不清、疲倦乏力。女性明目要先養肝，宜多吃菠菜、枸杞子、雞肝、菊花、胡蘿蔔等清肝養肝、抗輻射的食物和中藥。

🍲 菠菜胡蘿蔔湯／108　　🍲 銀杞明目湯／109　　🍲 海帶豆香粥／110
🍲 雞肝粥／111　　🍲 黑豆枸杞粥／112　　🍵 杞菊茶／113

##  健脾養胃，調理黯黃肌

脾是氣血生化之源，主生血，但在快節奏生活下，很多女性出現了脾虛不能運化的狀況。女性脾胃失調，脾運不化，就容易出現面色萎黃、嘴唇蒼白、頭髮乾枯、乏力等血虛貧血的情況，紅潤的肌膚需要健脾養胃、益氣養血。黑豆、菠菜、紅棗、核桃、豬肝、紅豆等都具有益氣養血功效，可常食。

🍲 猴頭菇煲瘦肉湯／114　　🍲 菠菜山藥湯／115　　🍲 當歸羊肉湯／16
🍲 豬皮枸杞紅棗湯／117　　🍲 芡實核桃紅棗粥／118　　🍲 豬肝瘦肉粥／119

##  補肝益腎，消除黑眼圈

黑眼圈是因經常熬夜、情緒不穩定、眼部疲勞、局部靜脈血管血流速度過於緩慢造成的眼部色素沉澱。中醫認為黑眼圈多因腎氣虛損、精氣不足、脈絡失暢、目失所養所致，色黑入腎，調理主要以補益肝腎為主。因此，有黑眼圈的女性平時可以多吃一些養腎氣、活血化瘀的食物，如木耳、豬肝、黑芝麻、白菜、羊肉、牛肉、蓮藕等。同時特別注意不要熬夜，確保睡眠充足。

🍲 木耳煲豬肝湯／120　　🍲 蘿蔔冬瓜排骨湯／121　　🍲 牛奶芝麻粥／122
🍲 當歸雞湯粥／123　　🍵 紫菜枸杞茶／124　　🍵 桑葉茶／125

## 養心養肺，潤膚不顯老

許多女性臉部沒有光澤、肌膚粗糙，這是臟腑氣機不順，氣血不足或運行不暢的表現。《黃帝內經》中說「肺之合皮也，其榮毛也」，傳統中醫理論認為：面為心之華，皮膚的瑩潤及面部是否有神采與心肺兩臟有關。肺功能失常，皮膚會乾燥不水潤，面容憔悴而蒼白；心氣不足，臉色會蒼白或萎黃。想獲得紅潤而細膩的肌膚，必須先養心肺。生活中宜多吃益肺養心的食物，如小米、白米、胡蘿蔔、海帶、木耳、香菇、豬肝、雞肉、牛奶等。

🥣 玉竹鳳爪湯／126　🥣 阿膠白皮粥／127　🥣 杞棗雙黑粥／128
🥣 紅糖蓮子粥／129　🥤 杏仁奶茶／130　🥤 麥冬桂圓茶／131

## 滋養補氣，緊緻肌膚抗衰老

女性在 25 歲以後會發現額頭、眼角、嘴角有了時隱時現的皺紋。皺紋的出現是皮膚中膠原蛋白和彈力纖維蛋白減少或斷裂引起的。要保持緊緻而富有彈性的肌膚，就要保護皮膚中的膠原蛋白和彈力纖維，日常飲食中注意補充富含蛋白質、膠原蛋白、維生素、礦物質的食物，如魚皮、豬腳、雞爪、黃豆、銀耳、雞肉等。

🥣 香菇土雞湯／132　🥣 銀耳蓮子羹／133　🥣 冬瓜紅豆粥／134
🥣 山茱萸白米粥／135　🥤 蓮藕蘋果飲／136　🥤 七葉膽枸杞茶／137

## 健脾益腎，氣血足精神好

中醫認為，先天之本在腎，主藏精，能使精氣充盈；後天之本在脾，是氣血生化之源。脾胃與腎臟協調運化，人體氣、血、津液充足，身體健康，精神昂揚，肌膚就會呈現出最健康的狀態，紅潤有光澤。生活中，女性可適當多食山藥、栗子、紅棗、豬肚、花生、銀耳、雞肉等健脾養腎的食物，這些食物有助於使氣血充盈。

🥣 板栗花生湯／138　🥣 山藥栗子粥／139　🥣 健脾益胃粥／140　🥣 蓮子豬肚粥／141
🥤 山藥天花粉茶／142

# 菠菜胡蘿蔔湯

煮青菜的時間不宜過長，沸騰後即可盛出。

**材料**
菠菜段、胡蘿蔔片 ……… 各 50 克
打散雞蛋 ………1 個
醬油、香油、鹽、蔥花、胡椒粉各適量

 **調理作用** 清肝明目、抵抗輻射

 **適宜季節** 四季皆宜

 **適宜體質** 各種體質均可，陰虛體質尤宜

**作法**
1. 鍋中倒油燒熱，下蔥花、胡蘿蔔翻炒，倒入醬油和適量水燒開，再倒入雞蛋液，放菠菜略煮。
2. 加鹽、胡椒粉，最後淋上香油即可。

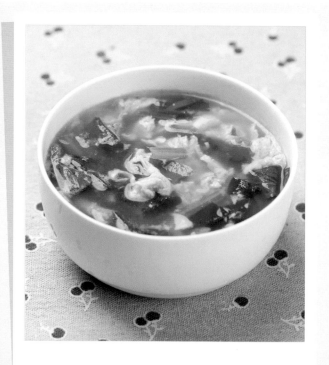

## 🥄 女中醫這樣說

菠菜能養血、止血、潤燥；胡蘿蔔能有效保護人體細胞免受損害。此湯非常適合經常頭昏眼花、雙目乾澀、視力減退的女性長期飲用。

# 銀杞明目湯

買回鮮雞肝後一定要用清水洗淨再烹製。

**材料**
泡發銀耳、枸杞子 ……… 各 15 克
雞肝片 ………100 克
洗淨茉莉花 ………6 朵
太白粉水、料酒、薑汁、鹽 ……各適量

 **調理作用** 補肝益腎、明目美顏

 **適宜季節** 四季皆宜

 **適宜體質** 各種體質均可，陰虛體質尤宜

**作法**
1. 雞肝加料酒、薑汁、鹽、太白粉水拌勻待用。
2. 將鍋置火上，加適量水，加入除茉莉花以外所有材料燒沸，撇去浮沫；待雞肝熟，盛入碗內，將茉莉花撒入碗內即成。

🥄 **女中醫這樣說**

　　銀耳潤肺止咳；枸杞子可健脾益腎；雞肝能令雙目明亮，緩解眼睛乾澀。三者搭配煮湯飲用，對陰虛導致的視物模糊、兩眼昏花有調理作用。

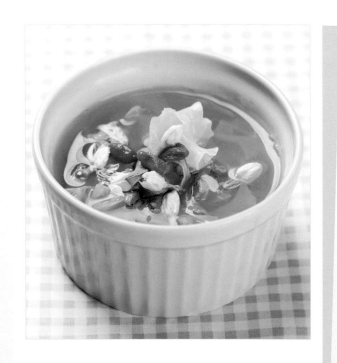

# 海帶豆香粥

此粥中黃豆也可以換成綠豆，可清熱去火，適合夏季食用。

**材料**
白米 ……… 80 克
海帶絲 ……… 50 克
黃豆 ……… 40 克
蔥花、鹽 ……… 各適量

**調理作用** 提高抗輻射能力

**適宜季節** 四季皆宜

**適宜體質** 各種體質均可，濕熱體質尤佳

**作法**
1. 黃豆洗淨，用水浸泡 6 小時；白米淘洗乾淨，用水浸泡 30 分鐘。
2. 鍋置火上，加入適量水燒開，再放入白米和黃豆，大火煮沸後轉小火慢熬至 7 分熟。
3. 放入海帶絲煮約 10 分鐘，加鹽調味，最後放入蔥花即可。

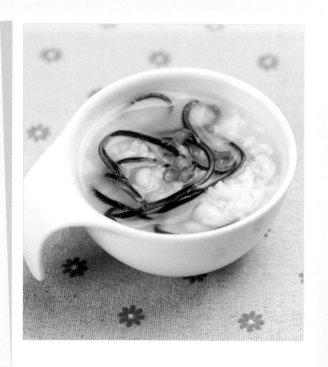

### 女中醫這樣說

　　海帶能清熱化痰，有抗輻射的作用；黃豆可健脾益氣、潤燥。海帶豆香粥適合經常坐在電腦前的上班族女性。

**食用宜忌：**
甲狀腺功能異常者慎食。

# 雞肝粥

雞肝中膽固醇含量較高，「三高」人群不宜多食。

**材料**

雞肝 ……… 50 克
白米 ……… 100 克
鹽、薑末、蔥花 ……… 各適量

**調理作用** 補血明目

**適宜季節** 四季皆宜

**適宜體質** 各種體質均可

**作法**

1. 雞肝洗淨，切片，焯水，撈出；白米淘洗乾淨。
2. 鍋置火上，加適量水燒開，放入白米，煮 30 分鐘；倒入雞肝稍微攪拌，煮沸，放入鹽、薑末、蔥花調味，煮熟即可。

## 🥄 女中醫這樣說

雞肝含有豐富的維生素 A、維生素 $B_1$、維生素 $B_2$、維生素 C 和礦物質鐵，有補肝血、明目的功效。此粥適合長期面對電腦、用眼過度而導致視力衰退的上班族女性。

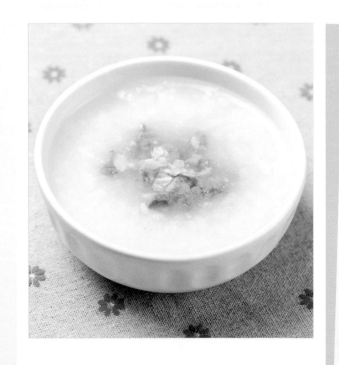

清
肝
明
目
，
對
抗
3
C
輻
射

# 黑豆枸杞粥

黑豆浸泡 6 ～ 8 小時，泡透，煮粥更易熟爛。

**材料**
泡軟黑豆 ……… 15 克
白米 ……… 50 克
枸杞子 ……… 5 克
去核紅棗 ……… 5 個
鹽 ……… 適量

 調理作用　滋陰明目、改善眼疲勞

 適宜季節　四季皆宜

適宜體質　各種體質均可，陰虛體
質尤宜

**作法**
1. 枸杞子洗淨；白米淘洗乾淨。
2. 將黑豆、白米放入砂鍋中，加入適量開水煨 25 分鐘；再放入枸杞子、紅棗繼續用小火煨 10 分鐘；待豆爛粥香時，加鹽調味即可。

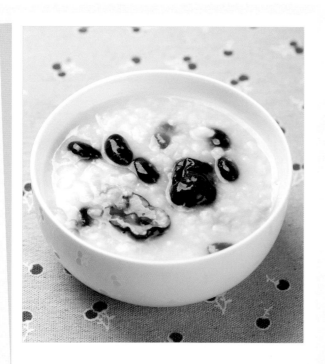

## 女中醫這樣說

此粥具有補腎強身、滋陰明目、養血、增強免疫力的功效，很適合眼部易疲勞的「電腦族」、「手機迷」食用。

**食用宜忌：**
胃酸過多及痰多氣弱者不宜多食。

# 杞菊茶

菊花有白菊和黃菊之分，眼乾宜用白菊，眼脹宜選黃菊。

**材料**
菊花 ……3～6 朵
枸杞子、決明子 …… 各 10 克

**調理作用** 滋補肝腎、平肝明目

**適宜季節** 四季皆宜

**適宜體質** 除陰虛體質外其他體質

**3**

**作法**
1. 上述材料分別洗淨。
2. 將枸杞子、菊花、決明子一同放入茶壺中，加入沸水沖泡，加蓋悶 15 分鐘，代茶飲。

## 女中醫這樣說

決明子可清肝瀉火、養陰明目，同時具有潤腸通便的作用，和菊花、枸杞子搭配，有明目益睛的功效，尤其適合經常坐在電腦前受電腦輻射而致使眼睛疲勞的女性。

**食用宜忌：**
脾胃虛寒、食少泄瀉者宜少用。

**小叮嚀：**
菊花分黃菊、白菊、野菊，白菊花味甘，清熱力稍弱，長於平肝明目；黃菊花味苦，泄熱力較強，常用於疏散風熱；野菊花味苦，清熱解毒力量強。

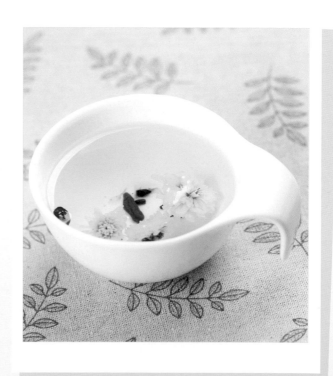

湯

健脾養胃，調理黧黃肌

# 猴頭菇煲瘦肉湯

猴頭菇浸泡 6 ～ 8 小時，泡到酥軟，捏起來感覺裡面沒有硬塊時，代表已泡發。

材料

| 猴頭菇 ………150 克 |
| 豬瘦肉 ………200 克 |
| 薑 ………3 片 |
| 蜜棗 ………2 個 |
| 陳皮、鹽 ……… 各適量 |

 調理作用　健脾養胃、祛斑

 適宜季節　四季皆宜

適宜體質　各種體質均可

作法

1. 猴頭菇用溫開水浸透，洗淨，切成薄片；豬瘦肉切塊，汆水，撈出；陳皮用水浸透。

2. 鍋置火上，加入適量水，放入除鹽外的所有食材，大火煲 20 分鐘，再轉小火煲 2 小時，最後加鹽調味即可。

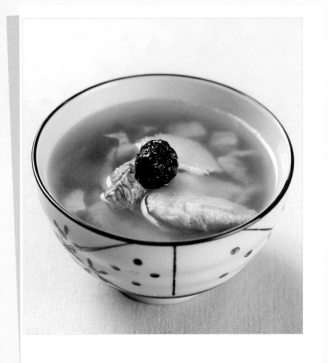

## 女中醫這樣說

　　猴頭菇性平，味甘，具有利五臟、助消化的功效；豬瘦肉性平，味甘，入脾、胃、腎經，有滋陰潤燥的作用。二者搭配煲湯，能健脾養胃，對面色萎黃和色斑有一定的調理作用。

**食用宜忌：**
胃酸過多者不宜食用。

湯

健脾養胃，調理黯黃肌

# 菠菜山藥湯

菠菜根也可食用，清洗時去掉鬚根洗淨，與菠菜同煮即可。

材料
菠菜 ⋯⋯⋯200 克
山藥片 ⋯⋯⋯50 克
薑、蔥、鹽、香油 ⋯⋯⋯ 各適量

**調理作用** 健脾開胃、補血益氣

**適宜季節** 四季皆宜

**適宜體質** 各種體質均可

**3**

作法
1. 菠菜擇洗乾淨；薑洗淨，切片；蔥洗淨，切段。
2. 山藥和薑片放入砂鍋中，加入適量水，大火煮沸後轉小火煲30分鐘；再放入菠菜和蔥段煮熟，加鹽調味，最後淋上香油即可。

## 女中醫這樣說

山藥性平，味甘，有健脾補虛、補中益氣的功效；菠菜有補血養血的功效。常飲此湯能補血益氣，可在一定程度上改善皮膚粗糙、黯黃或鬆弛等問題。

**食用宜忌：**
大便溏瀉者不宜多食此湯。

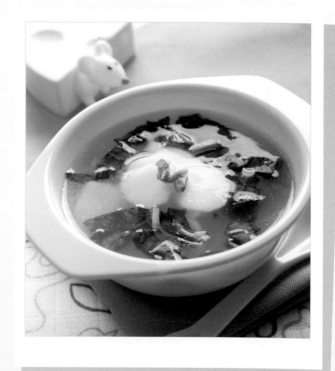

健脾養胃，調理黯黃肌

# 當歸羊肉湯

當歸作為保健藥品時，每次食用量不宜超過 12 克。

**材料**
| | |
|---|---|
| 當歸、黨參 ……… 各 10 克 |
| 黃耆 ………15 克 |
| 生薑片 ………10 克 |
| 羊肉片 ………500 克 |

 **調理作用** 益氣養血、溫中養胃

 **適宜季節** 冬季

**適宜體質** 陽虛體質

**作法**
1. 藥材分別沖洗乾淨，包入紗布包中。
2. 紗布包與羊肉放入鍋中，加生薑、適量水以大火燒開後，改小火燉煮至肉熟爛，飲湯吃肉。

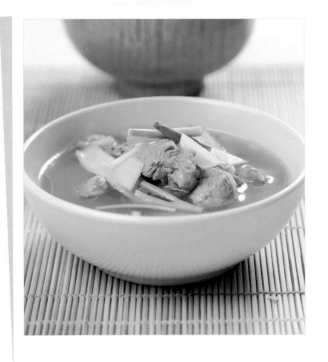

 **女中醫這樣說**

黨參、黃耆有補氣的作用；羊肉補血；當歸可補血活血；生薑能溫中健胃，四者搭配煮湯飲用，特別適合畏寒、怕冷的陽虛體質。羊肉食後易動氣生熱，因此陰虛火旺及有上火症狀之人不宜多食。

# 豬皮枸杞紅棗湯

豬皮在煮湯前，事先炒一下再煮，更容易煮爛。

健脾養胃，調理黯黃肌

| 材料 | 豬瘦肉片 ⋯⋯⋯80 克<br>豬皮 ⋯⋯⋯200 克<br>枸杞子、去核紅棗、薑片、<br>鹽 ⋯⋯⋯ 各適量 |

 **調理作用** 益氣養血、光潤肌膚

 **適宜季節** 四季皆宜

**適宜體質** 陰虛體質

**3**

**作法**

1. 豬皮去淨豬毛，洗淨，切塊。
2. 將豬皮、豬瘦肉片、枸杞子、紅棗、薑片倒入砂鍋中，加適量水煲 2 小時，加鹽調味即可。

### 🥣 女中醫這樣說

豬皮中含有豐富的膠原蛋白，有滋陰補虛、養血益氣的功效，能促進皮膚吸收和貯存水分，使其潤澤飽滿、平整光滑。豬皮搭配紅棗、枸杞子煮湯飲用，能讓女人的氣血充足。

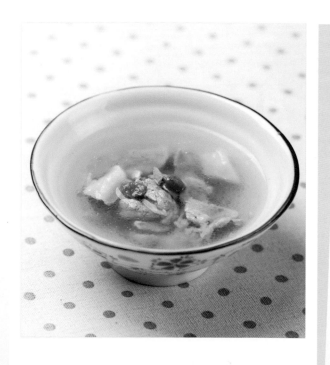

# 芡實核桃紅棗粥

吃芡實時宜細嚼慢嚥，一次不要吃太多。

**材料**
芡實 ⋯⋯15 克
核桃、紅棗 ⋯⋯ 各 3 個
白米 ⋯⋯50 克
白糖 ⋯⋯ 適量

 **調理作用** 健脾益腎、強健身體

**適宜季節** 秋季、冬季

**適宜體質** 氣虛、陽虛體質

**作法**
1. 芡實洗淨；核桃取仁；紅棗、白米洗淨。
2. 鍋置火上，加入適量水，大火燒沸後，加入芡實、核桃、紅棗、白米，轉小火煨 25 分鐘；加入白糖，煮沸後攪拌均勻即可。

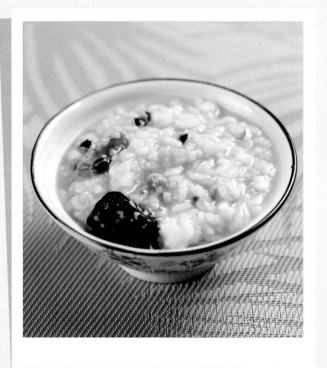

## 女中醫這樣說

芡實性平，味甘，可補中益氣；紅棗可補血養血；核桃可抗老化。三者搭配煮粥可健脾祛濕、補血養顏、補腎益腎，尤其適合體質虛弱、面色暗黃、腰膝酸軟的女性。

**食用宜忌：**
大便乾結者不宜食用。

**小叮嚀：**
煮粥的水要一次放入，最好不要分次加水，以免影響粥的口感和黏稠度。

# 豬肝瘦肉粥

煮肉粥時，蔥花宜後放，如放薑末，則宜先放。

**材料**
豬肝片、瘦肉片 ……… 各 50 克
白米 ………60 克
料酒、太白粉、蔥絲 ……… 各適量

 **調理作用** 益氣養血、光潤肌膚

 **適宜季節** 四季皆宜

 **適宜體質** 各種體質均可

**3**

**作法**
1. 白米淘洗乾淨，放入砂鍋中，加水煮成白粥。
2. 豬肝片、瘦肉片加料酒、太白粉略醃，放入粥內，中火煮滾至熟，加鹽調味，最後撒上蔥絲即可。

 ## 女中醫這樣說

豬肝含有蛋白質和鐵元素，有補血養血的作用。面色萎黃、嘴唇蒼白的女性可適量服用豬肝，可養血，能令肌膚紅潤、有光澤。

**食用宜忌：**
患有高血壓、冠心病、肥胖症及高血脂的人忌食豬肝。

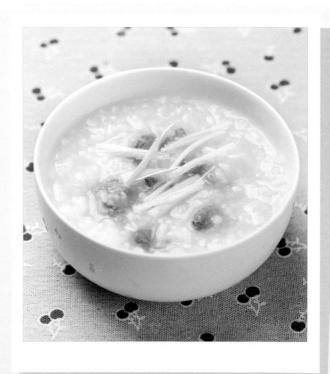

# 木耳煲豬肝湯

泡發木耳宜選用冷水，浸泡 3、4 小時最好。

**材料**
泡發木耳 ……25 克
豬肝 ……300 克
紅棗、薑片、鹽 …… 各適量

**調理作用** 養血活血、緩解黑眼圈

**適宜季節** 四季皆宜

**適宜體質** 各種體質均可，血瘀體質尤宜

**作法**
1. 木耳洗淨，去蒂，撕成小朵；豬肝洗淨切片；紅棗去核。
2. 鍋置火上，加適量水，大火燒開後，放入木耳、薑、紅棗，轉中火煲 1 小時，放入豬肝，煮至豬肝熟，加鹽調味即可。

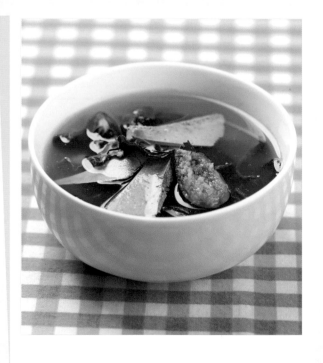

 **女中醫這樣說**

木耳能益胃養腎、補氣強身；豬肝可養血補肝；紅棗有補脾和胃的功效。三者搭配煲湯有健脾益胃、養血活血的功效，適用於氣滯血瘀引起的黑眼圈、眼袋等。

**食用宜忌：**
木耳有活血抗凝的作用，有出血性疾病的人慎用。

# 蘿蔔冬瓜排骨湯

用胡蘿蔔燉湯，宜待水開之後放入。

**材料**

冬瓜 ……… 50 克
胡蘿蔔塊 ……… 100 克
排骨塊 ……… 150 克
油、薑片、鹽 ……… 各適量

**調理作用** 清熱解毒、明目美眼

**適宜季節** 四季皆宜

**適宜體質** 濕熱體質

**3**

**作法**

1. 冬瓜洗淨，去皮、瓤，切塊；排骨汆燙。
2. 熱鍋下油，放薑爆香，加適量水，大火燒開，放入除鹽外所有材料，小火煮 20 分鐘，加鹽調味。

## 女中醫這樣說

冬瓜可清熱解毒、利水減肥；胡蘿蔔含有豐富的維生素，兩者與排骨搭配煮湯飲用，可改善黑眼圈、眼袋等眼部問題。

**食用宜忌：**
體虛氣弱者不宜多食。

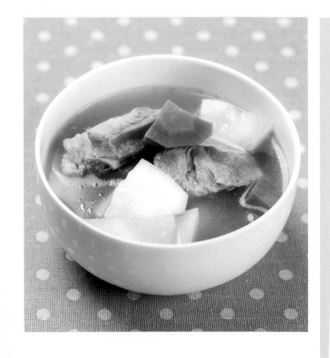

粥

補肝益腎，消除黑眼圈

# 牛奶芝麻粥

正在控制體重的女性也可將冰糖換成蜂蜜。

**材料**

核桃仁 ………75 克
糯米 ………100 克
甜杏仁 ………150 克
芝麻 ………200 克
牛奶 ………250 毫升
枸杞子、冰糖 ……… 各適量

| 調理作用 | 抗皺除皺、延緩肌膚衰老 |
| 適宜季節 | 四季皆宜 |
| 適宜體質 | 除痰濕、濕熱體質外的體質 |

**作法**

1. 糯米用溫開水泡 30 分鐘，洗淨；芝麻炒至微香。
2. 將除冰糖外所有材料一起放入砂鍋中大火煮至爛熟，加冰糖調味即可。

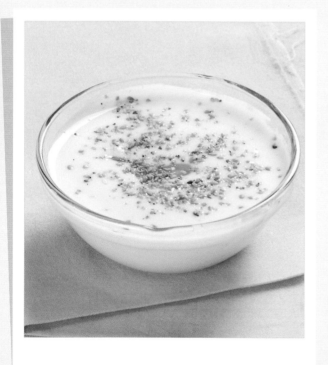

## 🥣 女中醫這樣說

芝麻和核桃中含有豐富的維生素 E，可滋養眼球和眼肌，緩解黑眼圈的形成。牛奶芝麻粥具有補氣養血、延緩眼部肌膚衰老的功效。神經衰弱的女性晚上喝這款粥，還有助於睡眠。

補肝益腎，消除黑眼圈

# 當歸雞湯粥

每天喝一碗，堅持飲用，效果更好。

**材料**
當歸 ⋯⋯⋯10 克
川芎 ⋯⋯⋯3 克
黃耆 ⋯⋯⋯5 克
紅花 ⋯⋯⋯2 克
雞湯 ⋯⋯⋯500 毫升
白米 ⋯⋯⋯100 克

 **調理作用** 紅潤肌膚、緩解黑眼圈

 **適宜季節** 四季皆宜

 **適宜體質** 陽虛、血瘀體質

**3**

**作法**
1. 所有中藥洗乾淨，包入紗布中；白米淘洗乾淨。
2. 將紗布包放入雞湯中，加適量清水，大火燒開後，改小火煎 20 分鐘，取藥汁。
3. 將白米和藥汁放入鍋中，熬煮成粥即可。

 **女中醫這樣說**

　　黃耆有補氣作用；當歸可養血活血；紅花可活血祛瘀，與補血養氣的雞湯搭配煮粥，可消除血虛所致的黑眼圈。

**食用宜忌：**
陰虛體質不宜多食。

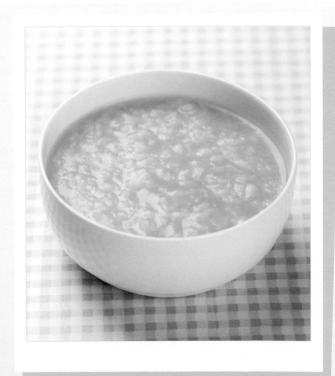

補肝益腎，消除黑眼圈

# 紫菜枸杞茶

購得的乾紫菜都是經過烤製的熟紫菜，可直接泡水或做湯食用。

**材料**
紫菜 ⋯⋯⋯6 克
枸杞子 ⋯⋯⋯30 克

**調理作用** 益血明目、預防黑眼圈

**適宜季節** 四季皆宜

**適宜體質** 陰虛體質

**作法**
1. 將乾品紫菜揀去雜質，一分為二，裝入棉紙袋中，將紙袋封口、掛線，備用；枸杞子洗淨，曬乾或烘乾，分為 2 份待用。
2. 取 1 袋紫菜，放入茶壺中，加 1 份枸杞子，用沸水沖泡，加蓋悶 15 分鐘，即可飲用，每劑可連續沖泡 3 ～ 5 次。

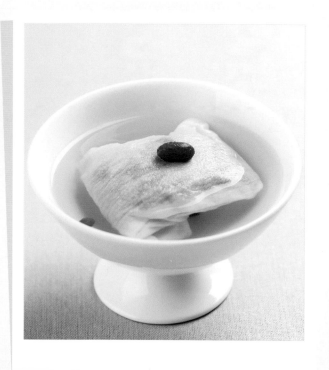

## 女中醫這樣說

枸杞子性平，味甘，含有豐富的胡蘿蔔素、維生素 C 及鈣、鐵、鋅等成分，胡蘿蔔素對眼球和眼肌有滋養作用。用枸杞子搭配紫菜沖泡飲用有益血明目、預防黑眼圈、抗皺養顏的功效。

**食用宜忌：**
適宜各類人群飲用。

**小叮嚀：**
可以將紫菜、枸杞子放入鍋中，加水煮開後飲用，也有益血明目的效果。

茶

補肝益腎，消除黑眼圈

# 桑葉茶

搭配黑芝麻食用，可緩解眼目昏花。

**材料** 新鮮桑葉 ⋯⋯250 克

**調理作用** 明目美眼

**適宜季節** 夏季、秋季

**適宜體質** 陰虛體質

**作法**
1. 將桑葉沖洗乾淨。
2. 用沸水沖泡，或入鍋加水煎服，晾涼，代茶飲。

## 🥣 女中醫這樣說

桑葉性寒，味苦，可入肝經，有益陰、涼血明目、平降肝陽的功效，可搭配菊花、夏枯草、車前子等泡茶，對肝經風熱、肝火上攻所致的眼睛紅赤、澀痛及黑眼圈有一定的輔助治療效果。

**食用宜忌：**
脾胃虛弱者慎服。

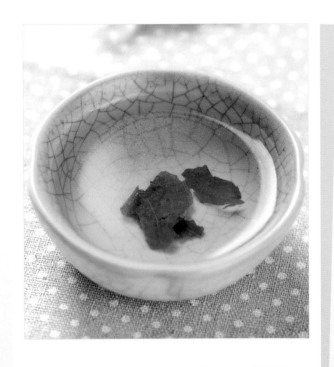

養心養肺，潤膚不顯老

# 玉竹鳳爪湯

清洗鳳爪時，用熱水浸泡 30 分鐘，更易搓去鳳爪外面的皮。

**材料**
玉竹 ……15 克
鳳爪 ……2、3 個
薏仁 ……20 克
枸杞子、鹽 …… 各適量

 **調理作用** 瑩潤肌膚、緩解皮膚鬆弛

 **適宜季節** 秋季

 **適宜體質** 陰虛體質

**作法**
1. 將玉竹、薏仁分別洗淨，用水浸泡；枸杞子洗淨；鳳爪洗淨，剪掉爪尖。
2. 將玉竹、薏仁、鳳爪放入砂鍋內，加適量水，小火煲 1、2 小時；放入枸杞子，大火煮沸，最後加鹽調味即可。

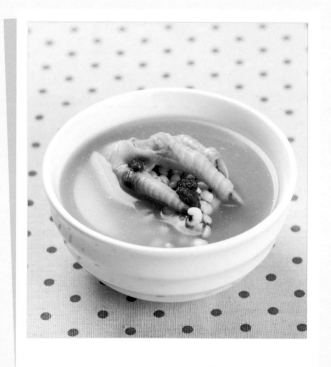

### 🥄 女中醫這樣說

　　玉竹味甘多脂，能養肺陰、清肺熱。玉竹中所含的維生素，能有效改善皮膚乾裂、粗糙的狀況，使皮膚柔軟潤滑；鳳爪含有豐富的膠原蛋白，能讓肌膚光滑細膩。二者搭配煲湯，具有清熱潤肺、潤澤肌膚的功效。

**食用宜忌：**
痰濕氣滯者忌食。

# 阿膠白皮粥

塊狀阿膠在食用前可上鍋隔水蒸一下。

**材料**
阿膠、桑白皮 ……… 各 10 克
糯米 ………90 克
紅糖、紅棗 ……… 各適量

**調理作用** 滋陰補血、潤膚美顏

**適宜季節** 秋季、冬季
**適宜體質** 陰虛體質

**作法**
1. 將桑白皮洗淨，入砂鍋煎汁；糯米淘洗乾淨。
2. 鍋置火上，放入糯米，加適量水煮約 10 分鐘，倒入藥汁、阿膠，加入紅糖、紅棗熬煮成粥即可。

## 女中醫這樣說

　　阿膠是傳統的補血聖藥，可補血養血、滋陰潤燥；桑白皮可散肺熱。阿膠、桑白皮搭配煮粥有清肺潤燥、滋陰補血、美白養顏的功效。

**食用宜忌：**
脾胃虛弱、消化不良的人不宜食用阿膠。

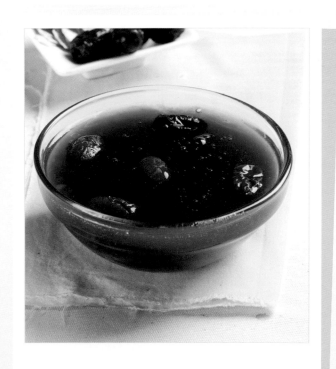

養心養肺，潤膚不顯老

# 杞棗雙黑粥

黑米口感粗糙，不習慣者可適當加入白米。

**材料**
枸杞子、炒熟黑芝麻 ……… 各 10 克
黑米 ………50 克
去核紅棗、紅糖 ……… 各適量

 **調理作用** 滋陰養血、潤膚養顏

 **適宜季節** 秋季、冬季

**適宜體質** 陰虛體質

**作法**
1. 黑米用水浸泡 2 小時。
2. 鍋置火上，加適量水，放入黑米，大火燒開後轉小火煨 15 分鐘，放入紅棗、枸杞子煮至米爛粥稠，加紅糖攪拌均勻，撒上黑芝麻即可。

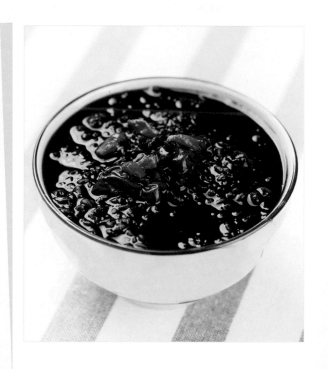

## 🥣 女中醫這樣說

　　此五者搭配煮粥能很好地滋陰養血、潤澤肌膚，特別適合肌膚乾燥、面色黯黃的女性。

養心養肺，潤膚不顯老

# 紅糖蓮子粥

生理期女性不宜喝此粥，可能會導致生理期延長。

**材料**

蓮子 ┄┄┄ 20 克
糯米 ┄┄┄ 100 克
紅糖 ┄┄┄ 適量

 **調理作用** 補脾止瀉、養心安神

 **適宜季節** 四季皆宜

**適宜體質** 各種體質均可

**3**

**作法**

1. 蓮子、糯米分別洗淨；蓮子去芯。
2. 將蓮子與糯米一同放入鍋內，加適量水煮粥，待粥快好時，再放紅糖稍煮片刻。

## 女中醫這樣說

蓮子性平，味甘、澀，入心、肺、腎經，有補脾益肺、養心益腎的作用。與紅糖、糯米搭配煮粥，能清熱安神，對有心煩氣躁、肺熱乾咳的面色黯黃的女性作用尤佳。

**食用宜忌：**
中滿痞脹及大便燥結者，忌服。

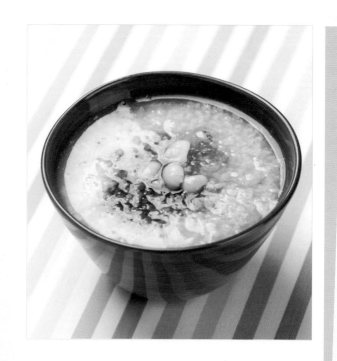

養心養肺，潤膚不顯老

# 杏仁奶茶

此茶夏季也可飲用，冷藏後再飲，解暑又潤肺。

**材料**

| 杏仁 ……… 20 克
| 牛奶 ……… 100 毫升
| 白糖 ……… 適量

**調理作用** 潤肺止咳、補氣養顏

**適宜季節** 秋季

**適宜體質** 各種體質均可

**作法**

1. 杏仁去皮，加少許水放入豆漿機中磨細，並過濾掉渣滓，取汁。
2. 在杏仁汁中加入白糖煮沸，加入牛奶即可。

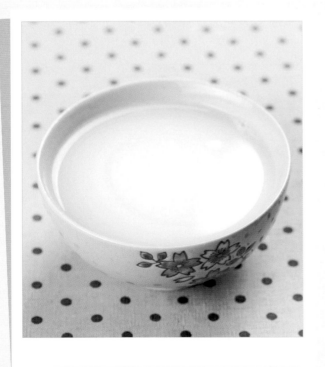

### 🥄 女中醫這樣說

杏仁富含蛋白質、脂肪、胡蘿蔔素、維生素 C、鈣、鐵等營養成分，這些成分進入皮膚細胞後，能延緩皮膚細胞的氧化速度，起到抗氧化的作用，並抑制黃褐斑的生成，使肌膚更加光滑細緻。

**食用宜忌：**

陰虛咳嗽及瀉痢便溏者忌服。

**小叮嚀：**

杏仁含有氫氰酸物質，食用前必須先在水中浸泡多次，並加熱煮沸。

# 麥冬桂圓茶

麥冬也可單獨泡水飲用，有養陰生津、潤肺清心功效。

**材料**　麥冬、桂圓肉 …… 各 5 克

 **調理作用**　養心陰、潤肺燥

 **適宜季節**　夏季、秋季

 **適宜體質**　陰虛體質

**作法**
1. 麥冬洗淨，與桂圓肉同放入杯中。
2. 加入沸水，悶 5 ～ 10 分鐘飲用。

### 女中醫這樣說

　　麥冬性涼，味甘、苦，有滋陰生津、潤肺止咳、清心除煩的作用。桂圓能夠補心脾、益氣血、健脾胃、養肌肉。兩者搭配泡水飲用，對陰虛內熱、乾咳等有緩解作用。凡脾胃虛寒泄瀉，素有痰飲濕濁及感染風寒咳嗽者均忌服。

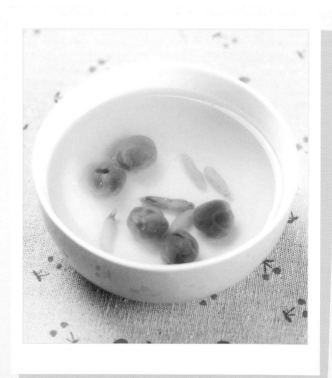

滋養補氣，緊緻肌膚抗衰老

# 香菇土雞湯

用香菇燉湯時最宜選乾香菇，泡發乾香菇時加點白糖，味道更鮮美。

**材料**
土雞 ………1 隻
香菇 ………6 朵
紅棗、薑、蔥、鹽 ……… 各適量

 **調理作用** 補氣血、延緩肌膚衰老

**適宜季節** 秋季、冬季

**適宜體質** 氣虛、陽虛體質

**作法**
1. 香菇去蒂，洗淨，切片；紅棗浸軟，去核；薑切片，蔥切段。
2. 土雞洗淨，斬塊，放入鍋中汆燙，撈出，洗淨血沫。
3. 鍋置火上，加適量水，大火燒沸，放入土雞塊、薑片、蔥段，轉小火煲 1 小時；再放入香菇、紅棗，煲 45 分鐘，最後加鹽調味即可。

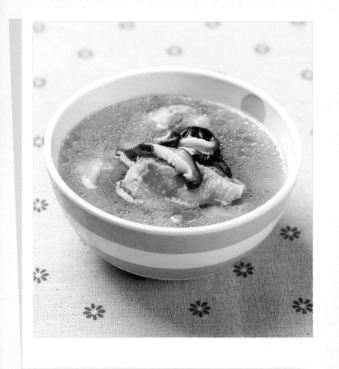

### 女中醫這樣說

香菇含多種氨基酸，可提高機體免疫力，延緩衰老；紅棗有補血、養血的作用。雞肉含有豐富的蛋白質，有補中益氣的作用，與紅棗、薑搭配煮湯飲用可益氣、補血、養顏，可以軟化皮膚角質層，有效改善皮膚鬆弛，讓肌膚變得更緊致，同時還有養胃健脾、延緩衰老的功效。

**食用宜忌：**
適合各種人群食用。

滋養補氣，緊緻肌膚抗衰老

# 銀耳蓮子羹

外感風寒及糖尿病患者慎食銀耳。

**材料**
蓮子 ……… 30 克
乾銀耳 ……… 5 克
冰糖、紅棗、百合 ……… 各適量

 **調理作用** 滋陰潤肺、緊致肌膚

 **適宜季節** 秋季

 **適宜體質** 陰虛體質

**3**

**作法**
1. 銀耳泡發，去蒂，洗淨，撕成小朵；蓮子、紅棗、百合分別洗淨。
2. 鍋置火上，加適量水，放入所有材料熬煮，煮至湯黏稠即可。

## 女中醫這樣說

銀耳富含天然特性膠質和膳食纖維，常食可以緊致肌膚、減肥瘦身，還能祛除臉部黃褐斑、雀斑；蓮子有養心安神的功效。乾燥的秋季煲一碗濃濃的銀耳蓮子羹，讓肌膚水潤的同時，還有助於清心安眠。

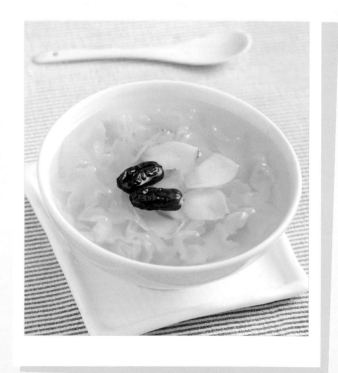

粥

滋養補氣，緊緻肌膚抗衰老

# 冬瓜紅豆粥

用冬瓜和紅豆搭配，可降胃火，排除體內濕氣，還可改善過敏膚質。

**材料**
冬瓜 ……… 100 克
紅豆 ……… 30 克
白米 ……… 50 克

**調理作用** 補血活血、利水消腫

**適宜季節** 夏季

**適宜體質** 痰濕、濕熱體質

**作法**
1. 冬瓜去皮、瓤，洗淨，切塊；白米、紅豆分別洗淨，紅豆浸泡 2 小時。
2. 鍋置火上，加適量水，放入白米、紅豆，大火煮沸後放入冬瓜塊，轉小火熬煮成粥即可。

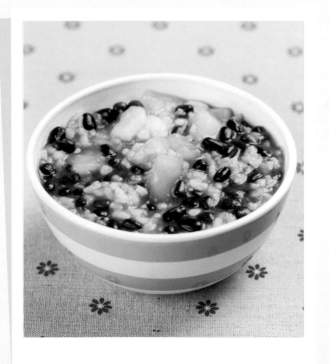

### 🥣 女中醫這樣說

　　冬瓜性微寒，味甘、淡，有利水消痰、解毒、除煩止渴、祛濕解暑的作用；紅豆性平，味甘、酸，能利濕消腫。兩者搭配煮粥食用，可利水消腫，對因水腫引起的皮膚暗沉、鬆弛有一定的緩解作用。

**食用宜忌：**
脾胃氣虛、胃寒疼痛、腎虛者不宜多食。

**小叮嚀：**
紅豆湯不宜久飲，久飲易令人黑瘦結燥。

粥

滋養補氣，緊緻肌膚抗衰老

# 山茱萸白米粥

先用山茱萸煮水，再用山茱萸水煮粥，也有相同功效。

**材料**
山茱萸 ………15 克
白米 ………50 克
紅糖 ……… 適量

**調理作用** 滋陰潤肺、緊緻肌膚

**適宜季節** 冬季

**適宜體質** 陰虛體質

**3**

**作法**
1. 山茱萸洗淨；白米淘洗乾淨。
2. 鍋置火上，加適量水，放入山茱萸和白米，用小火煮粥；待粥煮熟時放入紅糖調味即可。

## 女中醫這樣說

　　山茱萸性微溫，味酸、澀，歸肝、腎經，有補血固精、補益肝腎、調氣補虛、明目強身的功效。現代研究也證明，山茱萸中含有豐富的營養物質，與白米、紅糖搭配煮粥，有緊緻肌膚和抗衰老等美容作用，女性可以作早餐食用。

**食用宜忌：**
素有濕熱、小便不利者忌食。

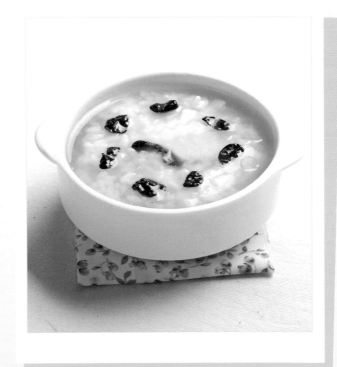

滋養補氣，緊緻肌膚抗衰老

# 蓮藕蘋果飲

加入兩滴檸檬汁，口感將更加清爽。

**材料**
蓮藕 ……… 100 克
蘋果 ……… 半個
蜂蜜 ……… 適量

**調理作用** 緊致肌膚、減肥瘦身

**適宜季節** 夏季、秋季

**適宜體質** 陰虛體質

**作法**
1. 蓮藕去皮，洗淨，切塊；蘋果洗淨，去皮、核，切塊。
2. 將蓮藕、蘋果加適量涼開水放入果汁機中攪打成汁，調入適量蜂蜜飲用。

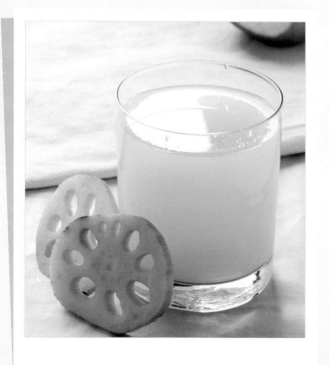

### 女中醫這樣說

蓮藕、蘋果中含有豐富的礦物質和維生素，進入人體後，能快速補充細胞能量，保持細胞活力，延緩衰老，有令肌膚潤澤、細膩、柔嫩的作用。

**食用宜忌：**
脾胃濕寒者忌用。

滋養補氣，緊緻肌膚抗衰老

# 七葉膽枸杞茶

七葉膽必須用沸水沖泡，且第一道茶不宜倒掉。

**材料** | 七葉膽、枸杞子 ……… 各 15 克

**調理作用** 滋補肝腎、緊致肌膚、延緩衰老

**適宜季節** 夏季

**適宜體質** 濕熱體質

**作法**
1. 七葉膽、枸杞子洗淨。
2. 將七葉膽、枸杞子放入茶壺中，用沸水沖泡，加蓋悶 15 分鐘，代茶飲。

## 女中醫這樣說

七葉膽含有皂苷、糖苷，能有效延緩肌膚衰老；枸杞子中的維生素 C 含量高，可以促進膠原蛋白形成，能讓肌膚緊致、嫩白。

**食用宜忌：**
外邪實熱、脾虛泄瀉者忌服。

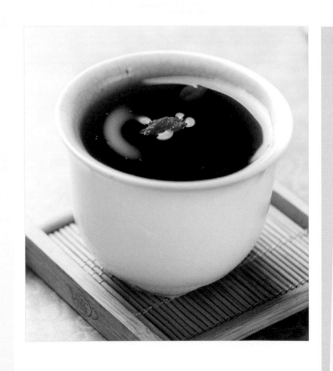

# 板栗花生湯

因火腿很鹹，鹽要少放或不放。

**湯**

健脾益腎，氣血足精神好

**材料**
花生仁 ……… 50 克
火腿 ……… 80 克
板栗 ……… 100 克
鹽 ……… 適量

**調理作用** 和胃補脾、滋養調氣

**適宜季節** 秋季、冬季

**適宜體質** 氣虛體質

**作法**
1. 板栗洗淨，去殼；花生仁洗淨，煮熟；火腿切丁。
2. 鍋置火上，加適量水，放入上述食材，大火煮沸，10 分鐘後加鹽調味即可。

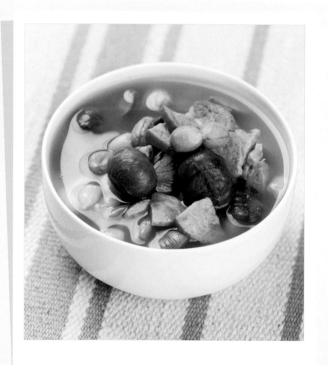

### 🥄 女中醫這樣說

　　板栗性溫，味甘，歸脾、胃經，有養胃健脾、補腎強筋、活血止血的作用；花生有滋血通乳的功效。兩者搭配火腿煮湯飲用，適合氣血兩虧及脾虛的女性。尤其適合孕婦吃。

# 山藥栗子粥

生栗子洗淨後，加少許鹽，用滾沸的開水浸沒，悶 5 分鐘，取出後剝皮非常簡便。

**材料**
山藥、栗子 …… 各 50 克
白米 …… 70 克

**調理作用** 補氣健脾、補腎強筋

**適宜季節** 四季皆宜

**適宜體質** 氣虛體質

**作法**
1. 白米淘洗乾淨；山藥去皮，洗淨，切塊；栗子去殼，切小塊。
2. 鍋置火上，加適量水，放入上述材料，大火煮沸轉小火熬煮 40 分鐘至粥稠即可。

## 女中醫這樣說

山藥可補氣健脾、補腎固精；栗子可健脾止瀉、補腎強筋。此粥對因脾胃虛弱而導致的食慾乏力、便溏泄瀉等，以及因腎虛而致的四肢無力有食療效果。

**食用宜忌：**
腸胃積滯者不宜食用。

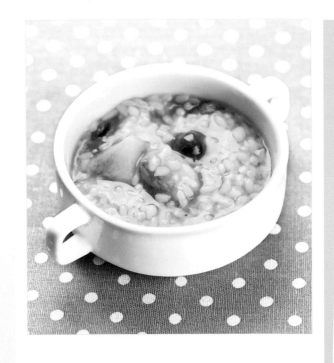

# 健脾益胃粥

外有表邪，內有實熱，或咳嗽初起、痧疹初發者不宜吃此粥。

**材料**
| | |
|---|---|
| 山藥丁 ⋯⋯⋯100 克 | |
| 芡實 ⋯⋯⋯15 克 | |
| 白米 ⋯⋯⋯50 克 | |
| 去芯蓮子、紅棗、桂圓肉 ⋯⋯ 各 10 克 | |
| 五味子、地黃 ⋯⋯ 各 5 克 | |

**調理作用** 補腎養血

**適宜季節** 秋季、冬季

**適宜體質** 氣虛、陽虛體質

**作法**
1. 芡實洗淨，放入清水中浸泡 2 小時；白米洗淨。
2. 白米加適量清水，放入鍋中，大火煮開後，放入其他食材，改小火熬煮成粥，食用。

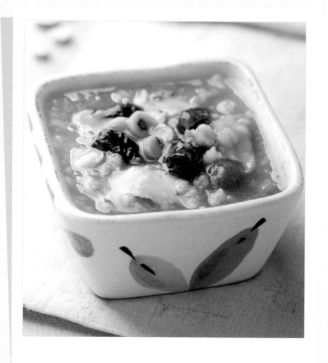

### 🥣 女中醫這樣說

　　山藥能補氣補陰；蓮子能養心、益腎、安神；芡實能健脾止瀉；紅棗可補血益氣。四者與五味子、地黃、桂圓搭配煮粥食用可改善脾胃功能，增強體質。

**食用宜忌：**
陰虛陽盛，或有陰虛火旺症狀者不宜食用。

健脾益腎，氣血足精神好

# 蓮子豬肚粥

豬肚焯水時，宜略燙即起鍋，切忌將豬肚燙熟，否則易有異味。

**材料**
蓮子 ……… 15 克
豬肚、白米 ……… 各 70 克
鹽 ……… 適量

**調理作用** 健脾益氣、益腎固精

**適宜季節** 秋季、冬季

**適宜體質** 氣虛、陽虛體質

**作法**
1. 白米淘洗乾淨；豬肚洗淨，切絲，汆燙。
2. 鍋置火上，加適量水燒開，放入蓮子、豬肚熬煮 30 分鐘，再放入白米煮成粥，加鹽調味即可。

## 女中醫這樣說

蓮子有「脾之果」之稱，可以補脾止瀉、益腎固精、養心安神；豬肚中含有大量的維生素和鈣、鉀、鐵等元素，可以補虛損、健脾胃。脾虛久瀉、食欲乏力、消化不良、形體消瘦的女性最適合喝此粥。

**食用宜忌：**
大便燥結及腹部脹滿者不宜食用。

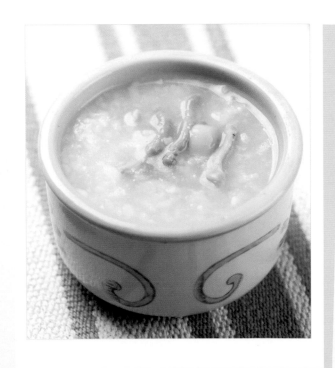

健脾益腎，氣血足精神好

# 山藥天花粉茶

有貧血症狀的女性尤其適合飲用此茶。

材料 ｜ 淮山藥、天花粉 ……… 各 15 克

調理作用 生津止渴、健脾補氣

適宜季節 春季

適宜體質 氣虛、陰虛體質

作法 ｜
1. 將淮山藥、天花粉研末，混合均勻。
2. 將中藥粉放入砂鍋中，加足量水，小火煎煮 20 分鐘，取汁飲用即可。

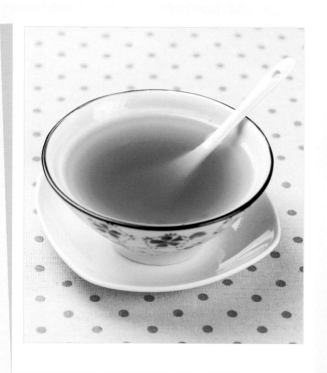

## 女中醫這樣說

山藥含有豐富的蛋白質、維生素、澱粉酶以及碘、鈣、鐵、磷等人體不可缺少的礦物質和微量元素，可補脾養胃、補腎澀精，適合體倦乏力、陰津不足的女性早晚飲用。

**食用宜忌：**
脾胃虛寒及大便滑泄者忌服。

第 *4* 章

喝出纖瘦好身材

　　和美麗的容顏一樣，苗條而健康的身材是女性一生的追
求。而伴隨著快節奏的生活與日日漸重的壓力，肥胖問題漸漸
成為現代女性的困擾。中醫認為，肥胖多為本虛標實，是陰陽
失衡、臟腑氣機失和導致的，因此需要分析症狀再實施減肥，
才能真正擁有健康的身體、苗條的身材。

## 降脂消腫，全身瘦下來

中醫對肥胖早有記載，並將導致肥胖的原因歸結為「濕、痰、虛」。中醫認為肥胖症的病因可分為先天稟賦異常、過食肥膩、膏粱厚味，長期精神抑鬱、久坐久臥、缺少勞動等幾種。不同類型的肥胖需要攝取不同的食物，才能針對性地減肥。

🥣 蘋果黃瓜玉米湯／146　　🥣 菠菜蒟蒻湯／147　　🥣 薏仁燕麥紅豆粥／148
🥣 荷葉粥／149　　🥣 山藥蘿蔔粥／150　　🍵 山楂陳皮降脂茶／151

## 平衡代謝，鏟除產後小腹

凸顯的小腹是產後媽媽苦惱的事情之一，懷孕期間小腹不知不覺長出肉，產後如何努力都收效甚微。其實凸顯的小腹屬典型的腹型肥胖，是代謝不暢的標誌，透過調節飲食促進代謝，加上合理的飲食控制，就能讓產後媽媽恢復以往苗條身材。

🥣 三鮮冬瓜湯／152　　🥣 薏仁冬瓜湯／153　　🥣 番薯玉米粥／154

升清降濁，拋開腰間游泳圈

如果說微凸的小腹還算有點可愛的話，那麼腰兩側的贅肉則是真正令人難以忍受。中醫認為，腰腹部脂肪堆積是體內水濕積留而產生的。因此，想減掉「游泳圈」，升清降濁是關鍵，宜多吃健脾利濕的食物，如胡蘿蔔、番茄、紅豆、薏仁、糯米、山楂、燕麥、絲瓜、苦瓜、蓮藕等。

🥣 胡蘿蔔南瓜番茄湯／155　🥣 蘿蔔蘋果山楂排骨湯／156　🥣 三米紅豆粥／157
🥣 羅漢燕麥粥／158　🥤 三花減肥茶／159　🥤 山楂銀菊茶／160

# 蘋果黃瓜玉米湯

用水果玉米煮湯，玉米更易煮熟，口味更清甜。

**材料**
小黃瓜、玉米 …… 各1根
蘋果 …… 半個
鹽 …… 適量

**調理作用** 利水消腫、減肥健體

**適宜季節** 四季皆宜

**適宜體質** 濕熱體質

**作法**
1. 小黃瓜洗淨，切丁；玉米洗淨，切段；蘋果洗淨，去核，切小塊。
2. 玉米和蘋果放入湯鍋中，加入適量水，大火煮沸轉小火煲30分鐘；再放入黃瓜稍煮，加鹽調味即可。

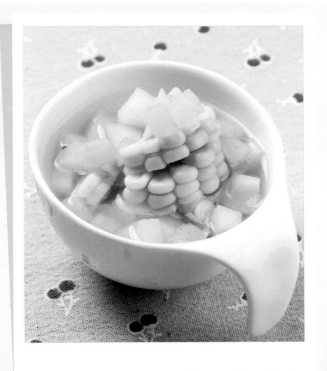

## 女中醫這樣說

小黃瓜含有豐富的膳食纖維，能促進體內毒素的排出，所含的丙醇二酸等物質，還可以抑制體內糖類轉化為脂肪，是最為有效的減肥食物之一；蘋果含有人體必不可少的各類氨基酸、蛋白質、維生素及礦物質等，既有助於減肥，又能促進消化。兩者搭配富含膳食纖維的玉米煮湯飲用，利水消腫效果更佳，長期飲用有一定的減肥效果。

**食用宜忌：**
腎炎及糖尿病患者不宜多食。

# 菠菜蒟蒻湯

蒟蒻不易入味，口味重的女性可適當多煮一會兒。

**材料**
蒟蒻 ⋯⋯⋯100 克
菠菜、胡蘿蔔絲 ⋯⋯⋯ 各 100 克
薑、鹽 ⋯⋯⋯ 各適量

**調理作用** 通便排毒、減肥

**適宜季節** 秋季

**適宜體質** 痰濕、濕熱體質

**4**

**作法**
1. 菠菜洗淨；蒟蒻洗淨，切成條狀，用開水燙 2 分鐘撈出，瀝乾；薑洗淨，切絲。
2. 菠菜、蒟蒻、胡蘿蔔絲和薑絲放入砂鍋中，加入適量水，大火煮沸轉小火煲 30 分鐘，加鹽調味即可。

## 🥣 女中醫這樣說

　　蒟蒻中含有一種凝膠狀的物質，這種物質進入身體後，能形成半透明膜衣，附著在腸壁上，阻止身體對有害物質的吸收。飲用此湯可排出腸內毒素，緩解因便秘所致的肥胖。

**食用宜忌：**
大便溏瀉者不宜多食。

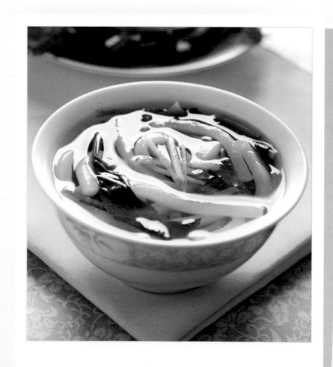

# 薏仁燕麥紅豆粥

吃薏仁、燕麥等粗糧時，宜多喝水，粗糧的消化需要更多的水。

**材料**
白米 ……… 50 克
紅豆 ……… 20 克
薏仁、燕麥 ……… 各 30 克
冰糖 ……… 適量

 **調理作用** 利水消腫、祛濕減肥

 **適宜季節** 四季皆宜

**適宜體質** 濕熱體質

**作法**
1. 薏仁、燕麥、紅豆、白米分別淘洗乾淨；薏仁、紅豆分別浸泡 4 小時，白米浸泡 30 分鐘。
2. 鍋置火上，加適量水燒沸，放入薏仁、燕麥、紅豆，用大火煮 20 分鐘，再加入白米熬煮，煮熟後加入冰糖調味即可。

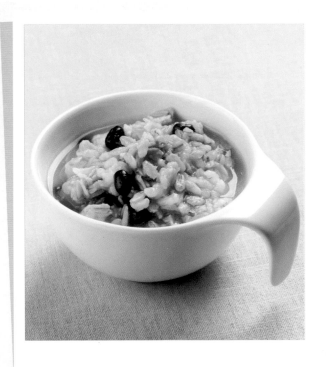

## 女中醫這樣說

薏仁與紅豆搭配有很好的利水減肥效果，可以讓身體變得更加輕盈；燕麥含有豐富的水溶性膳食纖維，能刺激腸胃蠕動，吸收人體內的膽固醇並排出體外，可消脂減肥。

**食用宜忌：**
孕婦及津枯便秘者忌用；滑精、小便多者不宜食用。

**小叮嚀：**
將紅豆洗淨後，放入冰箱冷凍室冷凍 1 小時，取出放入鍋中煮，更容易煮熟。

# 荷葉粥

煮熟後加入少許荷花末，趁溫熱服，可清暑熱、美容顏。

**材料**
新鮮荷葉 ………1 片
白米 ………100 克
冰糖 ……… 適量

**調理作用** 清熱解毒、降脂減肥

**適宜季節** 夏季

**適宜體質** 濕熱體質

**4**

**作法**
1. 荷葉洗淨，切碎；白米淘洗乾淨。
2. 鍋中放入足量水，大火煮開，放入白米，煮沸後放入碎荷葉，調入冰糖煮成粥即可。

## 女中醫這樣說

　　荷葉性平，味苦澀，有解暑熱、清頭目、止血的功效。現代研究也證明，荷葉含有荷葉鹼、蓮鹼等成分，具有降血脂和減肥的作用。因此，用荷葉煮粥可解暑清熱、減肥降脂，很適合夏季食用。

**食用宜忌：**
脾胃虛弱者慎服。

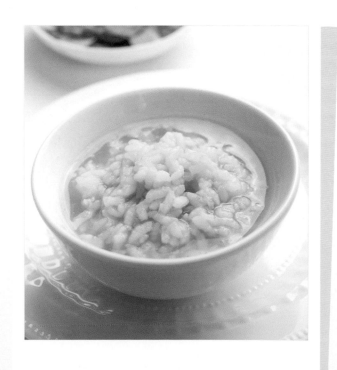

# 山藥蘿蔔粥

山藥蘿蔔粥尤其適合作早餐食用。

**材料**

山藥 ……… 150 克
白蘿蔔 ……… 1/4 根
白米 ……… 50 克
鹽、胡椒粉 ……… 各適量

 **調理作用** 健脾理氣、瘦身消腫

 **適宜季節** 秋季、冬季

**適宜體質** 痰濕體質

**作法**

1. 白米洗淨；山藥和白蘿蔔洗淨，去皮，切丁。
2. 砂鍋中加適量水煮開，放入白米、山藥、白蘿蔔稍微攪拌，煮至滾沸時，改小火煮 30 分鐘。
3. 最後加鹽調味，撒上胡椒粉即可。

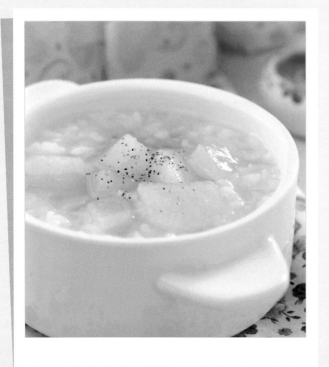

## 女中醫這樣說

　　山藥能減少皮下脂肪沉積，避免肥胖；白蘿蔔有利水排尿、避免脂肪堆積的功效。常食山藥蘿蔔粥可美容養顏、瘦身消腫。

降
脂
消
腫
，
全
身
瘦
下
來

# 山楂陳皮降脂茶

鮮橘皮中含有大量揮發油，不能代替陳皮使用。

**材料**

| 山楂 ……… 30 克 |
| 陳皮 ……… 15 克 |
| 紅糖 ……… 適量 |

**調理作用** 健脾開胃、降脂減肥

**適宜季節** 四季皆宜

**適宜體質** 痰濕、血瘀體質

*4*

**作法**

1. 山楂去蒂及核，洗淨，切碎；陳皮洗淨，切碎。
2. 將上述材料放入紗布袋中封住開口，放入砂鍋中，加足量水，小火煎煮 40 分鐘，取出紗布袋，調入紅糖飲用即可。

## 女中醫這樣說

　山楂可健脾開胃、活血化瘀；陳皮可理氣健脾、化痰。山楂、陳皮搭配煮茶，能理氣健脾，脾健內濕不生，痰濁不停，有助於減肥。

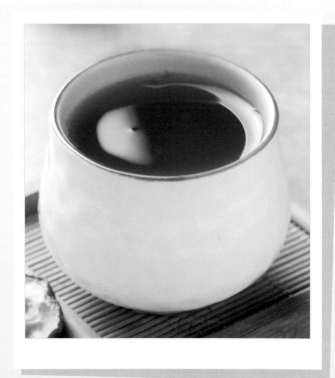

# 三鮮冬瓜湯

用淡菜和海帶代替冬筍、香菇也可，淡菜、海帶的香味很適合喜歡海鮮味的女性。

**材料**
| | |
|---|---|
| 冬瓜、冬筍、番茄、豬瘦肉 …… 各 50 克 | |
| 香菇 ……5 朵 | |
| 油、鹽 …… 各適量 | |

**調理作用** 清熱止渴、消腫減肥

**適宜季節** 四季皆宜

**適宜體質** 各種體質均可

**作法**

1. 冬瓜洗淨，去皮、瓤，切片；番茄洗淨，切片。
2. 香菇去蒂，洗淨，切片；豬瘦肉洗淨，切片；冬筍去皮，洗淨，放入沸水中汆燙片刻，撈出切片。
3. 鍋中倒油燒熱，放入肉片炒至變色，放入冬瓜微炒，倒入清水，下冬筍、香菇、番茄。
4. 煮至冬瓜熟，調入鹽即可。

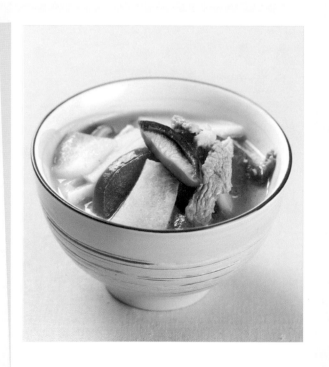

### 女中醫這樣說

冬瓜含有丙醇二酸，可抑制人體內糖類轉化為脂肪，阻止體內脂肪堆積，對預防產後發胖有一定的作用；冬筍可開胃健脾、利尿通便、消油膩；番茄有助消化的作用。常飲此湯可調節代謝平衡，對產後想瘦身、尤其是想縮小肚子的女性很有幫助。

**食用宜忌：**
患尿道結石、腎炎的人不宜多吃冬筍。

# 薏仁冬瓜湯

煮薏仁時，煮開後停火燜 30 ～ 50 分鐘，再煮更容易煮爛。

**材料**
薏仁 ⋯⋯⋯50 克
冬瓜 ⋯⋯⋯100 克
鹽、香菜末 ⋯⋯⋯ 各適量

**調理作用** 利水祛濕、美容養顏

**適宜季節** 四季皆宜

**適宜體質** 痰濕、濕熱體質

**4**

**作法**
1. 冬瓜洗淨，去瓤和子，去皮，切厚片；薏仁洗淨。
2. 鍋置火上，加適量水大火燒開，放入薏仁，改小火煮 20 分鐘；再放入冬瓜繼續煮 15 分鐘，加鹽和香菜末即可。

## 女中醫這樣說

薏仁可清熱潤肺、利水消腫；冬瓜熱量極低，並且有利水的作用。薏仁冬瓜湯能改善因產後代謝能力弱而引起的肥胖，對改善腹部肥胖及下半身肥胖尤其有效。

**食用宜忌：**
便秘者不宜食用。

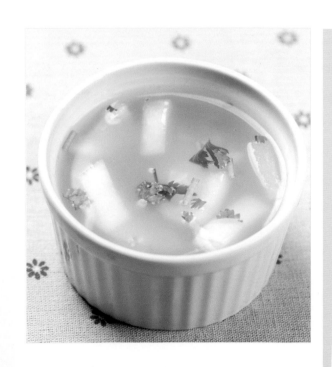

# 番薯玉米粥

玉米粥一次不可吃太多，易導致胃腸不適。

平衡代謝，鏟除產後小腹

**材料**
玉米 ……… 150 克
番薯 ……… 100 克
白米 ……… 50 克

**調理作用** 排毒、瘦身

**適宜季節** 四季皆宜

**適宜體質** 各種體質均可

**作法**
1. 番薯洗淨，去皮，切塊；玉米淘洗乾淨，浸泡 6 小時；白米淘洗乾淨。
2. 鍋置火上，放入適量水，加入玉米，大火煮沸後放入番薯塊、白米，轉小火熬煮至粥成即可。

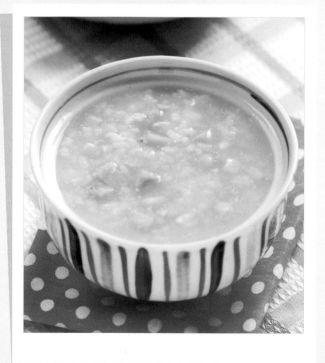

## 女中醫這樣說

番薯和玉米的脂肪含量都很少，且含有豐富的膳食纖維，可以刺激腸胃蠕動，加速腸內毒素的排出。番薯玉米粥有助於瘦身、縮小肚子。

**食用宜忌：**
腹瀉患者和糖尿病人不宜吃此粥。

升清降濁，拋開腰間游泳圈

# 胡蘿蔔南瓜番茄湯

胡蘿蔔、番茄、南瓜搭配煮湯飲用，還有除黑斑、美肌膚的功效。

**材料**
胡蘿蔔 ……… 半根
南瓜 ……100 克
番茄 ……1 個
雞湯、鹽、胡椒粉 ……… 各適量

 **調理作用** 減肥降脂、清腸排毒

 **適宜季節** 四季皆宜

 **適宜體質** 各種體質均可

*4*

**作法**
1. 南瓜去皮、瓤，洗淨，切塊；胡蘿蔔、番茄分別洗淨，切塊。
2. 雞湯倒入砂鍋中煮開，加入胡蘿蔔、南瓜、番茄，用大火煮開；再轉小火煮到南瓜軟爛，加鹽、胡椒粉調味即可。

## 🥄 女中醫這樣說

南瓜性溫，味甘，有補中益氣的作用，與富含維生素的胡蘿蔔、番茄搭配煮湯飲用，有促進腸胃蠕動、清腸排毒、減肥降脂的功效。適合愛美的女性一年四季飲用。

**食用宜忌：**
氣滯中滿者慎食南瓜。

**小叮嚀：**
胡蘿蔔中的 β - 胡蘿蔔素是脂溶性維生素，宜與油脂搭配食用，更有利於吸收。

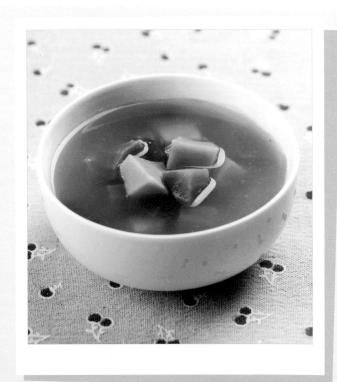

# 蘿蔔蘋果山楂排骨湯

煮湯時，鹽要最後放，而且宜少放鹽，更有益健康。

升清降濁，拋開腰間游泳圈

**材料**

白蘿蔔塊 ……… 150 克
蘋果塊 ……… 100 克
乾山楂 ……… 10 克
排骨 ……… 200 克
薑片、料酒、鹽 ……… 各適量

**調理作用** 行氣消積、去脂減肥

**適宜季節** 春季

**適宜體質** 氣鬱、血瘀體質

**作法**

1. 排骨洗淨，放入沸水中汆燙 5 分鐘，撈出，洗淨。
2. 鍋置火上，加適量水，放入排骨、薑片大火煮沸，調入料酒，放入白蘿蔔、蘋果、山楂，煮至排骨熟爛，調入鹽即可。

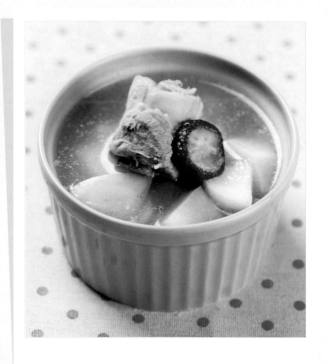

## 女中醫這樣說

蘿蔔、山楂有破氣作用，能促進體內氣血循環。排骨有補中益氣的作用，與蘿蔔、山楂搭配煮湯飲用，可刺激身體代謝，進而達到減肥的效果。

# 三米紅豆粥

香米也可以替換成普通白米，效果相同。

**材料**
紅豆、糯米 ……… 各 15 克
香米、薏仁 ……… 各 30 克

**調理作用** 利水祛濕、消腫減肥

**適宜季節** 秋季

**適宜體質** 痰濕、濕熱體質

**作法**
1. 紅豆、香米、薏仁、糯米分別洗淨；薏仁、紅豆用水浸泡 2 小時。
2. 鍋置火上，加適量水，大火燒沸後放入香米、糯米、紅豆、薏仁，轉小火煨 35 分鐘，煮熟即可。

## 女中醫這樣說

薏仁可健脾祛濕、清熱利水；紅豆可利濕消腫；香米、糯米能健脾養胃。四者熬煮成粥有利於減少腹部脂肪、降低血脂、美白肌膚等，對久病體虛的女性恢復健康也大有好處。

**食用宜忌：**
脾虛無濕、大便乾燥者慎用。

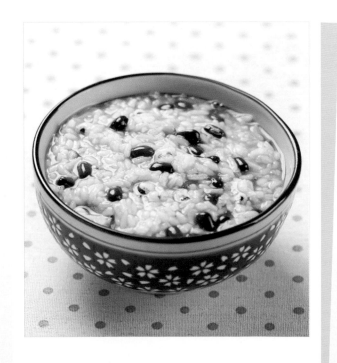

粥

# 羅漢燕麥粥

羅漢果有潤肺止咳作用，吸菸或被動吸二手菸的人可用它泡水喝。

**材料**
燕麥 ……… 200 克
羅漢果 ……… 半個

 **調理作用** 健脾潤腸、通便排毒

 **適宜季節** 夏季、秋季

**適宜體質** 痰濕、濕熱體質

**作法**
1. 將燕麥、羅漢果洗淨；羅漢果煎湯取汁，備用。
2. 鍋置火上，加羅漢果汁燒開，放入燕麥，小火煮至軟爛後可食用。

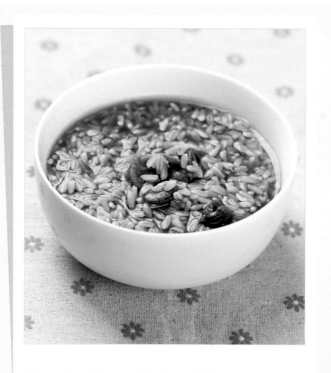

### 🥣 女中醫這樣說

　　羅漢果性涼，具有健脾潤腸、通便排毒的功效；燕麥含有豐富的膳食纖維，可刺激胃腸蠕動；羅漢果與燕麥搭配食用，可以治療便秘、清除腸內的多餘脂肪及廢物，既有瘦肚子的作用，又有排毒養顏的功效。

**食用宜忌：**
因風寒所致咳嗽聲啞者忌食。

升清降濁，拋開腰間游泳圈

# 三花減肥茶

飯後 1 小時飲用三花減肥茶最有效果。

**材料**｜玫瑰花、茉莉花、代代花、川芎、荷葉 …… 各 5 克

**調理作用** 減肥降脂、化痰除濕

**適宜季節** 夏季

**適宜體質** 痰濕、氣鬱體質

**4**

**作法**｜
1. 玫瑰花、茉莉花、代代花、川芎、荷葉分別洗淨。
2. 將上述食材一起放入杯中，用沸水沖泡，悶 15 分鐘，即可飲用。

## 🥄 女中醫這樣說

玫瑰花可保護肝臟、促進新陳代謝、去除腸道內的油脂；代代花能促進血液循環，還可舒肝、和胃、理氣；荷葉可以清洗腸胃、減脂排瘀。玫瑰花、茉莉花、代代花與川芎、荷葉搭配泡茶飲用，適合因脾胃失調、痰濕內蘊而肥胖的女性。炎炎夏季，喝一杯有著淡淡香氣的三花茶，不僅能消暑安神，還可利水消腫減肥。

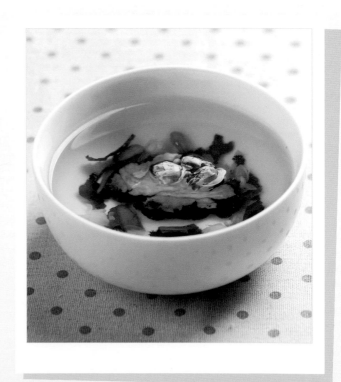

**食用宜忌：**
陰虛火旺者不宜食用。

# 山楂銀菊茶

胃病患者不宜飲此茶。

材料 | 山楂、菊花、金銀花 ⋯⋯ 各 10 克

 調理作用 散腫降脂、活血化瘀、清熱平肝

適宜季節 夏季

適宜體質 血瘀、濕熱體質

作法 | 1. 將山楂洗淨，拍碎，去核。
2. 山楂與菊花、金銀花一同放入砂鍋中，加水煎湯，代茶飲用。

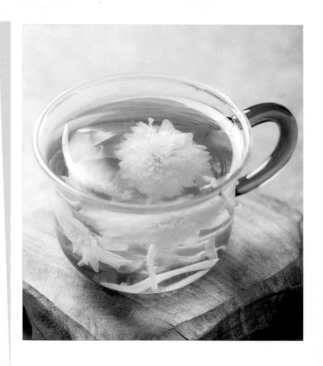

### 女中醫這樣說

山楂有助於促進血液循環；菊花可平肝明目、清熱解毒；金銀花亦可清熱解毒。三者搭配煮茶飲用，可促進血液循環。每天喝一杯山楂銀菊茶，身心涼爽的同時也能減肥。

**食用宜忌：**
氣虛胃寒、食少泄瀉者不宜多飲。

第 **5** 章

## 輕鬆度過孕產期

　　孕產期是女性一生中非常重要的一段時光，它讓女性的生命更加完整和鮮活。但在這個過程中，女性經歷的不僅是幸福，還有孕育及生產過程中的艱辛。孕期中，女性會遇到孕吐、妊娠水腫等問題，而經歷了分娩後，又常常會氣血不足、乳汁分泌不足等。此時，飲食調節成為女性最佳的選擇，吃對食物，就可以輕鬆度過孕產期。

##  調虛補氣，緩解不適孕吐

大多數女性在懷孕早期都會遭遇孕吐問題，此時，飲食是胎寶寶和孕媽媽健康與否的關鍵因素。多清淡、少油膩是緩解孕吐的重要原則，且宜保持食物的多樣化。出現孕吐的女性可多吃蓮藕、鯽魚、瘦肉等富含蛋白質的食物，以及蘋果、檸檬、雪梨、柚子等清涼爽口的水果。

🍲 砂仁紫蘇葉鯽魚湯／164　　🍚 甜藕糯米粥／165　　🍚 鯽魚白朮粥／166

##  益氣健脾，消除妊娠水腫

妊娠水腫是指女性懷孕中期出現的下肢水腫、腹部脹滿等現象，中醫稱之為「胎水腫滿」。妊娠水腫主要是由於脾、腎陽氣不足，水濕停聚不化導致的，需要益氣健脾、溫腎助陽、化氣行水，飲食宜選用溫養而不燥烈，滲利而無損胎元的食品，可適當多食小米、紅豆、冬瓜、油菜、萵筍、山藥、胡蘿蔔、鯉魚、鯽魚等。

🍲 木瓜鯽魚湯／167　　🍲 荸薺玉米鬚湯／168　　🍲 冬瓜陳皮湯／169

🍚 紅豆鯉魚粥／170　　🍚 小麥花生小米粥／171　　🍚 南瓜百合粥／172

## 通氣調血，餵母乳不煩惱

產後少乳是產後女性津液暴竭、經血不足導致的。根據「虛當補之，盛當疏之」的治療原則，臨床上多建議產後女性食用溫熱滋補、益氣養血的食物，如小米、花生、牛奶、雞蛋、鯽魚、鰱魚、豬腳、排骨、雞肉、木瓜、絲瓜、紅棗等。

🍵 鯽魚豆腐湯／173　🍚 花生木瓜排骨湯／174　🍵 洋參雞肉湯／175

🍵 紅糖豆腐飲／176　🍜 鰱魚絲瓜小米粥／177　🍚 花生豬腳小米粥／178

湯

調虛補氣，緩解不適孕吐

# 砂仁紫蘇葉鯽魚湯

煎鯽魚前，用生薑擦一遍鍋，可防止鯽魚黏鍋。

材料
處理好的鯽魚 ……… 1 條
砂仁、紫蘇葉 ……… 各 5 克
油、鹽、薑片 ……… 各適量

 **調理作用** 緩解孕吐、安胎

**適宜季節** 秋季、冬季

 **適宜體質** 各種體質均可，氣鬱體質尤宜

作法
1. 將鯽魚、砂仁、紫蘇葉分別洗淨；鍋中倒油燒熱，放入鯽魚和薑片，小火煎至魚兩面微黃。
2. 加適量水，大火煮沸後轉小火煲半小時，放入紫蘇葉、砂仁，再繼續煲 20 分鐘，加鹽調味即可。

### 女中醫這樣說

三者搭配煮湯飲用對懷孕早期頻繁嘔吐以及孕婦胎動不安有一定的食療效果。

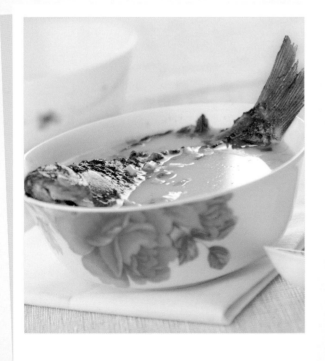

粥

調虛補氣，緩解不適孕吐

# 甜藕糯米粥

可搭配小炒薺菜食用，能健脾開胃、解毒利尿。

**材料**
糯米 ········ 50 克
蓮藕 ········ 100 克
蜂蜜 ········ 適量

**調理作用**  緩解孕期反胃嘔吐

**適宜季節** 四季皆宜

**適宜體質** 各種體質均可

**作法**
1. 糯米淘洗乾淨，用水浸泡半小時；蓮藕去皮，洗淨，切碎，與適量涼開水放入榨汁機中榨汁。
2. 鍋置火上，加適量水，將藕汁和糯米一起倒入鍋內，用小火慢慢熬煮成粥，下鍋後加入蜂蜜調勻即可。

5

## 女中醫這樣說

糯米性平，味甘，是一種溫和的滋補品，有補虛、補血、健脾暖胃的功效，尤其適用於反胃、食欲減少；生藕性涼，味甘，有補益脾胃、益血生肌的功效。兩者搭配煮粥清淡香甜，可有效緩解孕媽媽的反胃嘔吐、食欲減退症狀。

**食用宜忌：**
咳嗽、腹脹者不宜過多食用。

**小叮嚀：**
蓮藕煮熟後食用，有補益脾胃功效。脾胃虛弱時不宜吃生藕。

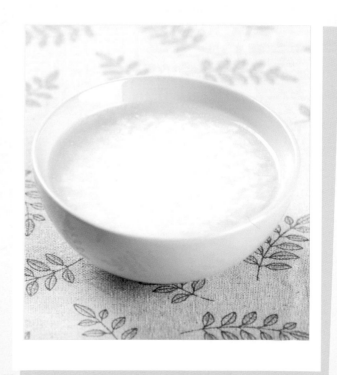

# 鯽魚白朮粥

取魚刺時，順著魚骨用刀將魚肉片下來，另一面同樣處理。

**材料**
鯽魚 ⋯⋯ 1 條
白朮 ⋯⋯ 5 克
白米 ⋯⋯ 50 克
鹽、薑末 ⋯⋯ 各適量

 調理作用　健脾和胃、降逆止嘔

適宜季節　四季皆宜

 適宜體質　氣虛、濕熱體質

**作法**
1. 白朮洗淨，煎汁 100 毫升備用；白米淘洗乾淨；鯽魚處理乾淨，去刺取肉，切絲。
2. 鍋置火上，加適量水，大火煮開，放入白米燒沸，改小火，放入鯽魚肉絲、薑末，用小火熬煮成粥。
3. 將熬好的白朮藥汁加入粥中，調入鹽攪勻即可。

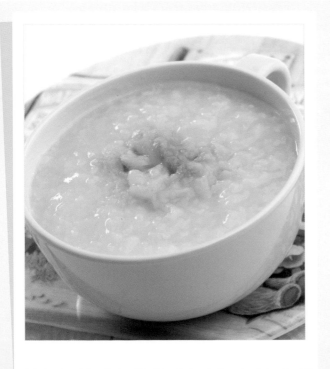

### 🥄 女中醫這樣說

　　鯽魚可健脾開胃、利水消腫，與白朮熬煮成粥，可以益氣健脾、和胃降逆，可用於脾胃虛弱、妊娠嘔吐、倦怠乏力等。

**食用宜忌：**
陰虛內熱、津液虧耗者慎服。

湯

益氣健脾，消除妊娠水腫

# 木瓜鯽魚湯

喝魚湯前後最好不要再喝茶，茶會影響魚肉蛋白質的消化。

**材料**
鯽魚 ⋯⋯⋯ 1 條
木瓜 ⋯⋯⋯ 1 個
雞湯、油、鹽、料酒、胡椒粉、
薑片、蔥段 ⋯⋯⋯ 各適量

 **調理作用** 健脾開胃、緩解水腫

**適宜季節** 夏季、秋季

 **適宜體質** 各種體質均可

**作法**
1. 鯽魚處理乾淨，在魚身兩側各劃兩刀；木瓜洗淨，去皮、籽，切塊。
2. 鍋中倒油燒熱，放入薑片和鯽魚，小火慢煎至兩面金黃，烹入料酒，倒入雞湯。
3. 放入蔥段、木瓜，煮沸後，改小火煲至湯色乳白。
4. 揀出蔥、薑，調入鹽、胡椒粉即可。

5

## 女中醫這樣說

　　鯽魚中的不飽和脂肪酸含量豐富，有利於胎兒大腦和神經系統的發育，特別適合有貧血頭暈、妊娠水腫、胎動不安症狀的孕婦食用。孕婦常喝木瓜鯽魚湯既可以補養身體，又不會因營養過剩而導致肥胖。

**食用宜忌：**
小便淋澀疼痛患者忌食木瓜。產婦可適當多飲此湯，有催乳作用。

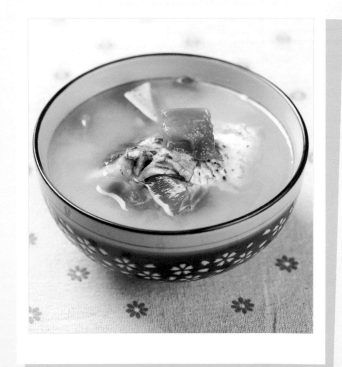

# 荸薺玉米鬚湯

荸薺可生食，但生食時一定要削皮，以防皮中藏著寄生蟲。

**材料**
| 玉米鬚 ……15 克
| 荸薺 ……3～5 個

 **調理作用** 清熱利膽、通淋利尿

 **適宜季節** 夏季、秋季

**適宜體質** 痰濕、濕熱體質

**作法**

1. 玉米鬚洗淨，稍浸泡；荸薺去皮，洗淨，切片。
2. 鍋中加適量清水，放入玉米鬚、荸薺大火煮開，改小火煲 30 分鐘即可。

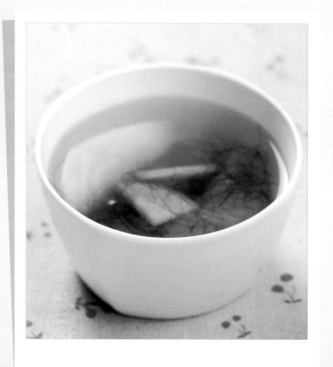

### 🥣 女中醫這樣說

荸薺性寒，味甘，歸肺、胃經，有清熱化痰、開胃消食、生津潤燥、利尿消腫的功效。玉米鬚又被稱為「龍鬚茶」，有涼血、泄熱的功效，可祛體內的濕熱之氣，與荸薺搭配煮湯對濕熱體質有一定的調節作用。

**食用宜忌：**
脾胃虛寒者少食。

# 冬瓜陳皮湯

陳皮有化痰的功效，煮湯飲用，可緩解咽喉不適。

**材料**
冬瓜 ⋯⋯⋯150 克
陳皮 ⋯⋯⋯5 克
香菇 ⋯⋯⋯5 朵
香油、鹽 ⋯⋯⋯ 各適量

**調理作用** 健脾理氣、利水消腫

**適宜季節** 夏季、秋季

**適宜體質** 氣虛體質

**作法**
1. 冬瓜去皮、瓤，洗淨，切塊；陳皮、香菇分別用溫水浸泡 5 分鐘，洗淨，陳皮撕條，香菇去蒂。
2. 冬瓜、陳皮和香菇放入砂鍋中，加入適量水，大火煮沸轉小火煲 1 小時，淋上香油，加鹽調味。

5

##  女中醫這樣說

冬瓜可利尿消腫、祛濕解毒；陳皮中含有檸檬苷、維生素 B 群等成分，可促進消化，有理氣健脾、燥濕化痰的功效。孕婦常喝此湯，有助於增加食欲、消除水腫、健脾理氣。

**食用宜忌：**
脾胃虛寒、腎虛者不宜多食。

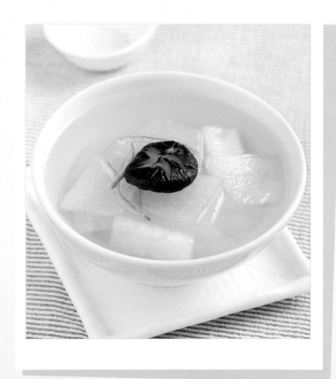

益氣健脾，消除妊娠水腫

# 紅豆鯉魚粥

紅豆鯉魚粥中不放鹽，口味雖顯清淡，但其利水功效更為顯著。

**材料**

紅豆 ……… 30 克
鯉魚 ……… 1 條
陳皮 ……… 6 克
白米 ……… 100 克
鹽 ……… 適量

 **調理作用** 健脾益腎、利尿消腫

**適宜季節** 四季皆宜

**適宜體質** 痰濕、濕熱體質

**作法**

1. 將紅豆、白米洗淨，浸泡半小時；陳皮洗淨；鯉魚去鱗及內臟，去除魚骨，洗淨，切片；陳皮放入紗布包中。
2. 將紅豆、陳皮紗布包放入砂鍋中，加適量水煮半小時，取出紗布包。
3. 將鯉魚、白米放入紅豆湯中一同熬煮成粥，調入少許鹽即可。

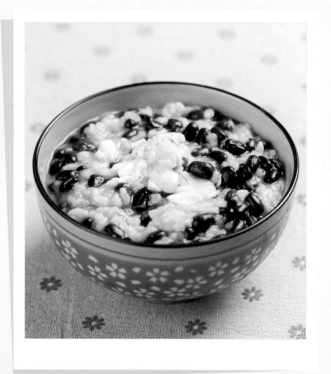

## 🥄 女中醫這樣說

鯉魚可補脾健胃、利水消腫、通乳；紅豆具有利水消腫、健脾利濕、消積化瘀的功效。以紅豆搭配鯉魚肉煮粥對孕期胎動不安、妊娠水腫以及產後虛弱、乳汁不通有調節作用。

**食用宜忌：**
不宜長期連續食用。

**小叮嚀：**
煮粥前，如能將魚肉片或絲稍煎，煮出的粥口味更佳。

粥

益氣健脾，消除妊娠水腫

# 小麥花生小米粥

可緩解便秘，對胃病、痔瘡也有一定的緩解作用。

材料
泡軟小麥、花生 ⋯⋯⋯ 各 25 克
小米 ⋯⋯⋯ 50 克

 調理作用　健脾益氣消腫、滋陰養血

 適宜季節　四季皆宜

 適宜體質　陰虛體質

作法
1. 將小麥、花生、小米分別淘洗乾淨。
2. 鍋置火上，加適量水，大火燒開，加入小麥、花生，大火煮沸轉小火熬煮 30 分鐘，放入小米，煮至小麥軟爛即可。

5

## 女中醫這樣說

　　三者中都含有豐富的維生素 B 群，可修復體內黏膜細胞，抵抗細胞氧化，非常適合妊娠期間的女性食用。

**食用宜忌：**
小米不宜與杏仁同食。

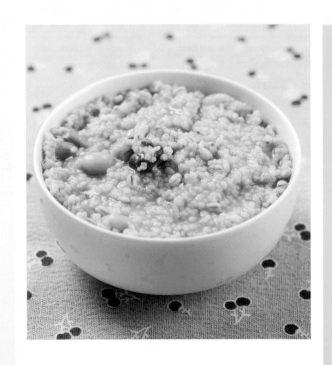

# 南瓜百合粥

肥胖及神經衰弱者也可常喝此粥。

益氣健脾，消除妊娠水腫

**材料**
南瓜塊 ……… 150 克
鮮百合 ……… 50 克
白米 ……… 100 克
枸杞子、白糖 ……… 各適量

調理作用 補中益氣、潤肺清燥

適宜季節 秋季、冬季

適宜體質 各種體質均可，陰虛體質尤宜

**作法**
1. 白米洗淨；百合洗淨剝成瓣；枸杞子洗淨。
2. 白米放入鍋中，加適量水，大火煮沸，放入南瓜塊，轉小火煮30分鐘；再放入百合、枸杞子、白糖，煮至湯汁黏稠即可。

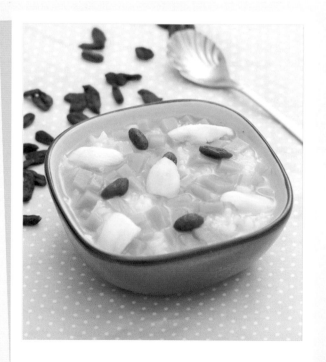

## 女中醫這樣說

南瓜含有豐富的維生素和礦物質；百合可清肺潤燥、寧心安神。二者搭配煮粥特別適合處於孕期的女性食用，可增強孕期女性的食欲和體力。

通氣調血，餵母乳不煩惱

# 鯽魚豆腐湯

魚下鍋後不要急於翻動，小火慢煎至底面變黃，再翻面，可避免魚肉黏鍋。

**材料**
鯽魚 ⋯⋯⋯ 1 條
豆腐 ⋯⋯⋯ 200 克
油、薑、料酒、鹽 ⋯⋯ 各適量

 **調理作用** 益氣養血、健脾通乳

 **適宜季節** 秋季、冬季

 **適宜體質** 各種體質均可

**作法**
1. 鯽魚去鱗、內臟，洗淨，切塊；豆腐切薄片；薑洗淨，切片。
2. 鍋中倒油燒熱，放入鯽魚、薑片，小火煎至鯽魚兩面全熟。加入適量水和料酒，大火煮沸轉小火煲 30 分鐘；再放入豆腐煮熟，加鹽調味即可。

**5**

 **女中醫這樣說**

鯽魚營養豐富，可和中開胃、活血通絡，有良好的催乳功效，與豆腐搭配，則具有益氣養血、健脾寬中的作用。鯽魚豆腐湯對於產後恢復以及乳汁分泌都有促進作用。

**食用宜忌：**
感冒、發熱期間不宜多食。

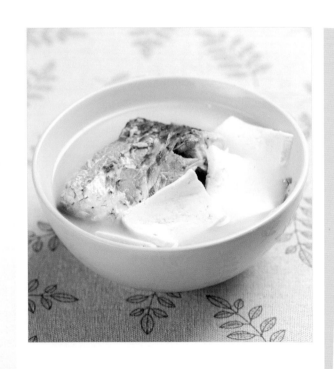

# 花生木瓜排骨湯

花生煮湯前，放入水中浸泡 2 小時，更易煮爛。

通氣調血，餵母乳不煩惱

**材料**
排骨段 ……… 200 克
木瓜塊、花生 ……… 各 50 克
紅棗、料酒、鹽、薑片 ……… 各適量

 **調理作用** 滋養補氣、養血生乳

 **適宜季節** 四季皆宜

 **適宜體質** 平和、氣虛體質

**作法**
1. 排骨、花生、紅棗分別洗淨。鍋置火上，加適量水和料酒，放入排骨、薑片、花生和紅棗，大火煮沸後，撇去浮沫。
2. 轉小火煲 2 小時；再放入木瓜煮熟，加鹽調味。

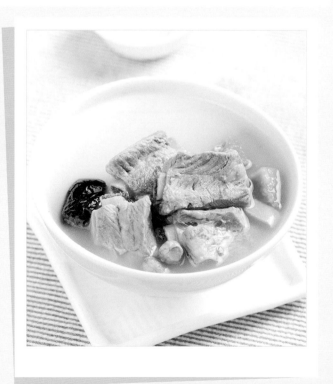

### 🥄 女中醫這樣說

　　木瓜可豐胸養顏、舒筋活絡；花生可滋補氣血、通乳；排骨、木瓜搭配煲湯有助於促進乳汁分泌，適合產後乳汁稀少的女性。

# 洋參雞肉湯

內有實熱及熱性體質者不宜多食西洋參。

**材料**
| 雞腿 ⋯⋯⋯150 克
| 西洋參 ⋯⋯⋯5 克
| 料酒、薑、鹽 ⋯⋯ 各適量

**調理作用** 養陰益氣、溫補氣血

**適宜季節** 夏季、秋季

**適宜體質** 氣虛、陰虛體質

**作法**
1. 雞腿剁塊，洗淨，汆燙，撈出；薑洗淨，切片。
2. 鍋置火上，加適量水，放入雞腿，大火燒開，放入西洋參、料酒、薑片，轉小火煮至肉爛湯濃，加鹽調味即可。

5

### 女中醫這樣說

西洋參可養陰益氣、生津潤燥；雞肉能溫補氣血，兩者搭配煮湯很適合產後乳少、氣血兩虛、容易疲勞的女性。

**食用宜忌：**
咳嗽痰多及有水腫症狀的人慎食。

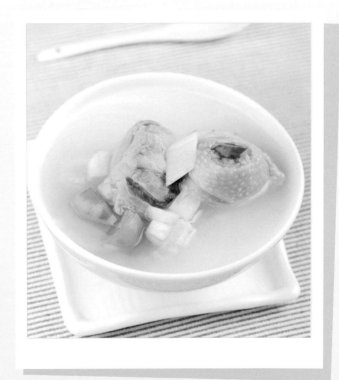

# 紅糖豆腐飲

產後可適當食用紅糖水，但不可連續飲用超過 10 天。

通氣調血，餵母乳不煩惱

**材料**
| | |
|---|---|
| 豆腐 | 120 克 |
| 紅糖 | 30 克 |
| 黃酒 | 1 小杯 |

**調理作用** 補氣養血、下乳

**適宜季節** 四季皆宜

**適宜體質** 氣虛、陽虛體質

**作法**
1. 豆腐洗淨，切塊。
2. 鍋置火上，加適量水，放入豆腐和紅糖，用小火慢煮，煮至水減少 1/3 時，倒入黃酒攪勻即可。

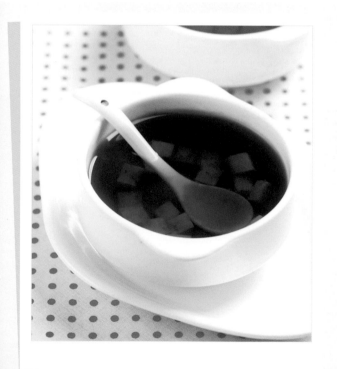

### 女中醫這樣說

豆腐性寒，味甘鹹，歸脾、胃、大腸經，有寬中益氣、調和脾胃、消除脹滿、通大腸濁氣、清熱散血的作用。豆腐與紅糖搭配，尤其適合於產後血虛津虧所致乳汁缺少，產後媽媽可根據情況選用。

**食用宜忌：**
痛風病人及血尿酸濃度增高者慎食。

# 鱸魚絲瓜小米粥

做魚片粥時，事先將魚片略煎再煮粥會更香。

**材料**
小米 ……… 50 克
鱸魚 ……… 1 條
絲瓜 ……… 60 克
薑末、鹽 ……… 各適量

 **調理作用** 通乳、健脾胃

 **適宜季節** 四季皆宜

 **適宜體質** 氣虛、陽虛體質

**作法**
1. 鱸魚去鱗、內臟及骨，洗淨，切片；絲瓜去皮，洗淨，切片；小米淘洗乾淨。
2. 鍋置火上，加適量水，放入小米熬煮成粥；放入薑末、魚片和絲瓜，煮至絲瓜、魚片熟，調入少許鹽即可。

**5**

## 女中醫這樣說

鱸魚含有豐富的蛋白質、脂肪、維生素等，具有補脾健胃、通乳、利水消腫的作用，與絲瓜、小米搭配熬煮成粥，有助於通經下乳，可以改善產後少乳的狀況，是產後媽媽的理想食物。

**食用宜忌：**
目赤腫痛者忌食。

**小叮嚀：**
做魚片粥時，宜選用刺少的魚，如吳郭魚、江團魚等。

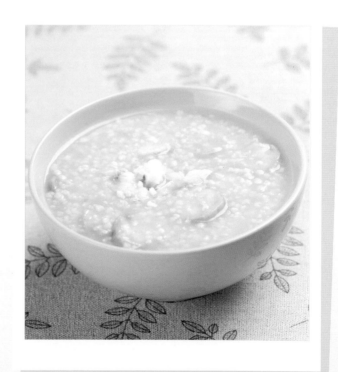

# 花生豬腳小米粥

煮豬腳時，加半勺醋，能讓豬腳更易煮爛。

通氣調血，餵母乳不煩惱

材料
豬腳 ⋯⋯⋯1 個
花生、小米 ⋯⋯ 各 50 克
香菇 ⋯⋯⋯3 朵
鹽 ⋯⋯⋯ 適量

 調理作用　滋陰養血、催乳

 適宜季節　四季皆宜

適宜體質　各種體質均可

作法
1. 豬腳斬成小塊，汆燙去污；花生洗淨；香菇去蒂，洗淨，切片；小米淘洗乾淨。
2. 鍋置火上，加適量水，放入豬腳，大火煮至軟爛；再放入小米和花生，轉小火熬煮成粥；放入香菇煮 5 分鐘，調入鹽即可。

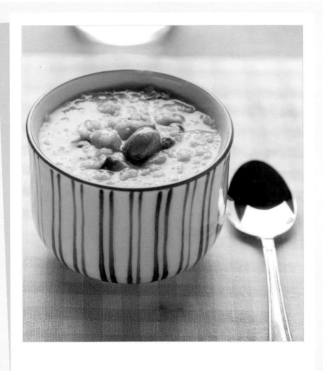

### 🥄 女中醫這樣說

　　小米可滋陰養血；豬腳富含膠原蛋白、脂肪，產後氣血不足、乳汁缺乏的女性可以多喝此粥。

**食用宜忌：**
高血壓患者慎食。

▲▲▲▲▲▲▲▲▲▲▲▲▲▲▲▲▲▲▲▲▲▲▲▲▲▲▲

# 第 6 章

# 喝出健康好體魄

▲▲▲▲▲▲▲▲▲▲▲▲▲▲▲▲▲▲▲▲▲▲▲▲▲▲▲

　　中醫認為，元氣是人的根本，元氣足則身體健，而人之根本有先天、後天之分。先天之本在腎，為氣血生化之源，關係著人體的骨骼、血脈，以及精神狀態；後天之本在脾胃，脾胃運化滋養五臟。因此想要身體健康，補脾益腎是關鍵。

## 充盈氣血，手腳不冰冷

天氣變冷，很多女性會感到全身發冷，尤其是手腳冰涼，其實這就是中醫所說的「陽虛」或「氣滯」。此時，除了多穿衣服、勤泡腳外，還需要壯元陽、補氣血，從根本上調理陽虛或氣鬱問題。對陽虛所致的手腳冰涼，可以適當吃溫熱滋補的食物，如羊肉、豬肉、山藥、桂圓等。

🥣 桂圓人參瘦肉湯／182　　🥣 豆蔻山藥羊肉湯／183　　🥣 海參羊肉淡菜湯／184
🥣 淫羊藿丹參豬腰湯／185　　🥣 桑椹羊肉粥／186　　🥤 人參當歸茶／187

## 調養脾胃，腸胃健康人不老

中醫中的脾胃是指包括脾、胃、腸及相關經絡系統在內的功能系統，是後天之本，與人體健康密切相關。脾胃運化順暢，氣血盈盈不斷，則五臟氣機充盈，筋骨強健而身體健康。所以要想身體健康，要先調理好脾胃。可多吃具有健脾和胃功效的食物，如扁豆、山楂、紅棗、小米、薏仁、鯽魚、白米、豬脊骨等。

🥣 山楂柑橘脊骨湯／188　　🥣 陳皮白朮豬肚湯／189　　🥣 扁豆白米粥／190
🥣 山楂麥芽粥／191　　🥣 茯苓紅棗小米粥／192　　🥤 四君子茶／193

## 補腎強筋，緩解關節痛

生活中很多女性受到關節疼痛的困擾。關節疼痛早在《黃帝內經·靈樞》中就有記載，「六經不通四肢，則肢節痛，腰脊乃強」，中醫認為關節疼痛是六經不通導致的，需要補腎強筋。在治療時宜遵從活血舒筋、通經絡的原則，飲食上則要多吃一些有舒經活絡功效的食物，如紅棗、鱔魚、牛肉、扁豆、黑豆、薏仁等。

🥣 紅棗歸耆牛肉湯／194　　🥣 透骨草牛肉湯／195　　🥣 鱔魚白米粥／196

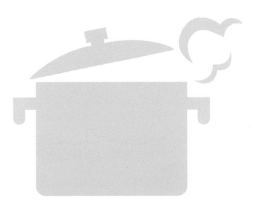

# 桂圓人參瘦肉湯

挑選人參以身長、根莖長、堅實者為佳。

**材料**
| 桂圓肉 ⋯⋯⋯25 克
| 人參 ⋯⋯⋯5 克
| 豬瘦肉 ⋯⋯⋯200 克
| 鹽 ⋯⋯⋯ 適量

 **調理作用** 補氣血、益精髓

 **適宜季節** 秋季、冬季

**適宜體質** 氣虛、陽虛體質

**作法**
1. 桂圓肉、人參分別洗淨；豬瘦肉切塊汆燙，撈出，洗淨。
2. 桂圓肉、人參、豬瘦肉放入砂鍋中，加適量水，大火煮沸轉小火煲 1 小時，加鹽調味即可。

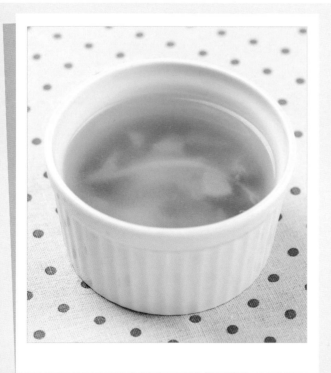

### 🥣 女中醫這樣說

　　人參性平，味甘、微苦，歸脾、肺、心經，有補氣養陰、明目益智的功效；桂圓性溫，味甘，可益心脾、補氣血，有良好的滋養功效。兩者搭配煮湯飲用，可改善陽虛怕冷、手腳冰涼的症狀。

**食用宜忌：**
喝此湯時忌吃白蘿蔔。陰虛火熱者不宜食用。

充盈氣血，手腳不冰冷

# 豆蔻山藥羊肉湯

煮羊肉湯時，放適量的薑片，可去除腥膻味。

**材料**
肉豆蔻 ⋯⋯⋯3 個
山藥塊 ⋯⋯⋯100 克
羊肉 ⋯⋯⋯200 克
薑片、鹽 ⋯⋯ 各適量

 **調理作用** 補腎益氣、驅寒暖胃

 **適宜季節** 冬季

 **適宜體質** 氣虛、陽虛體質

**作法**
1. 羊肉洗淨，用開水燙 3 分鐘，撈出，洗淨。
2. 羊肉、肉豆蔻和薑片放入砂鍋中，加適量水，大火煮沸轉小火煲 2 小時；放入山藥再煮 20 分鐘，加鹽調味即可。

**6**

## 女中醫這樣說

肉豆蔻可溫中澀腸、行氣消食；羊肉可祛濕氣、暖心胃、補腎溫陽。體虛怕冷、手腳冰涼的女性多喝羊肉煲的湯，不僅能抵禦風寒，還能滋補身體。

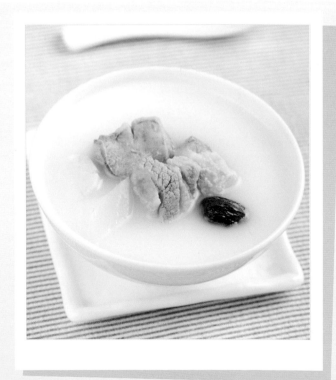

# 海參羊肉淡菜湯

海參與羊肉搭配煮湯，內有燥熱者少飲。

**材料**
泡發海參片、淡菜 …… 各 30 克
羊肉 ……120 克
蔥花、薑片、紅棗、鹽、
黃酒 …… 各適量

 **調理作用** 暖腎補精、補虛益勞

 **適宜季節** 冬季

**適宜體質** 氣虛、陽虛體質

**作法**
1. 淡菜放入黃酒中浸泡 2 小時，洗淨；羊肉洗淨，放入沸水中燙 5 分鐘，撈出。
2. 把所有食材放入鍋中，大火煮沸後，改小火煲至肉軟湯濃，即可食用。

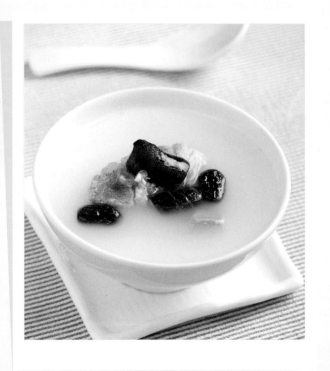

### 女中醫這樣說

海參性溫，味甘、鹹，可補氣。淡菜性溫，味鹹，可補肝腎、益精血，與海參、羊肉搭配食用，能補虛補氣，使氣血充盈，改善手腳冰冷。

湯

充盈氣血，手腳不冰冷

# 淫羊藿丹參豬腰湯

淫羊藿作保健功能食用，每次不宜超過 9 克。

材料
淫羊藿、丹參 ……… 各 5 克
豬腰 ………1 個
薑片、鹽 ……… 各適量

 **調理作用** 益氣活血、補腎

**適宜季節** 冬季

**適宜體質** 陽虛體質

作法
1. 將豬腰洗淨，切成兩半，剔除筋膜後切成腰花，用開水汆燙 2 分鐘，去血水，撈出洗淨。
2. 鍋置火上，加適量水，放入除鹽外所有材料，大火煮沸轉小火煲 1 小時，加鹽調味即可。

**6**

## 👩 女中醫這樣說

淫羊藿性溫，味辛、甘，歸肝、腎經，有補腎壯陽、祛風除濕的功效；丹參可補血活血；豬腰可補腎益氣。三者搭配煮湯飲用，對腎陽虛衰導致的手腳冰涼、腰膝酸軟有緩解作用。

**食用宜忌：**
陰虛火旺者不宜食用。

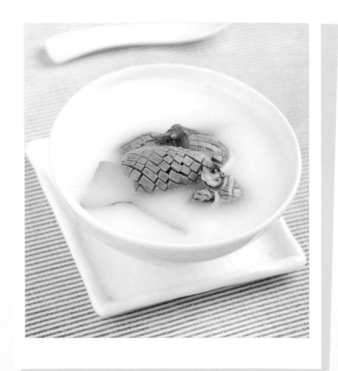

 185

粥

充盈氣血，手腳不冰冷

# 桑椹羊肉粥

如用乾桑椹，取 25 克即可。

**材料**
| 新鮮桑椹 ⋯⋯⋯50 克
| 羊肉、白米 ⋯⋯ 各 100 克
| 薑末、鹽 ⋯⋯ 各適量

**調理作用** 補肝益腎、益氣補血

**適宜季節** 秋季、冬季

**適宜體質** 氣虛、陽虛體質

**作法**
1. 將鮮桑椹洗淨；羊肉洗淨，切絲，放入沸水中汆燙 3 分鐘，撈出；白米淘洗乾淨。
2. 鍋置火上，加適量水，放入白米，小火熬煮 30 分鐘；放入羊肉絲、薑末，大火煮沸；再放桑椹，加鹽調味即可。

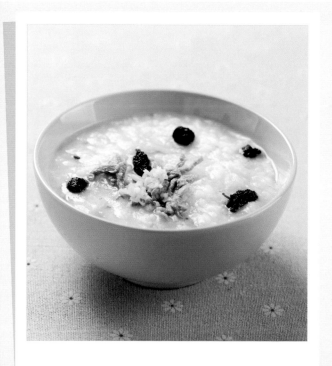

🥣 **女中醫這樣說**

　　羊肉搭配桑椹煮粥可以補氣、延緩衰老，適合體質虛寒、手腳冰涼、氣血虧虛的女性食用。

# 人參當歸茶

此茶宜在生理期前 7 天飲用，生理期期間不宜飲用。

**材料**
人參 ⋯⋯⋯3 克
當歸 ⋯⋯⋯10 克
白糖 ⋯⋯⋯ 適量

**調理作用** 補益氣血、活血通絡

**適宜季節** 冬季

**適宜體質** 氣虛、陽虛、血瘀體質

**作法**
1. 將當歸、人參浸潤切片。
2. 當歸、人參放入茶壺中，加入白糖，沖入沸水浸泡 15 分鐘即可。

**6**

 **女中醫這樣說**

　　人參能大補元氣；當歸可補血活血。人參當歸茶對經期虛寒腹痛、四肢冰冷的女性大有裨益。

**食用宜忌：**
內蘊實熱，外感實邪者忌服。

**小叮嚀：**
用中藥泡茶時，可適當延長悶泡時間，悶 15 分鐘後飲用，效果更好。

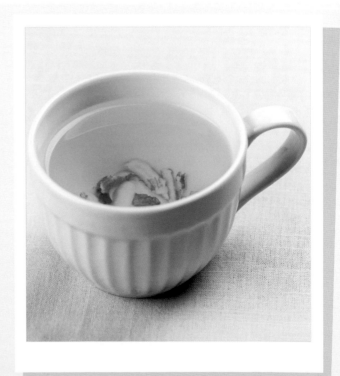

調養脾胃，腸胃健康人不老

# 山楂柑橘脊骨湯

先放脊骨，大火煮沸後，打開鍋蓋使其持續沸騰 10 分鐘，再加其他材料，骨湯更鮮。

**材料**

乾山楂 ⋯⋯⋯ 10 克
柑橘 ⋯⋯⋯ 1 個
豬脊骨 ⋯⋯⋯ 200 克
料酒、薑、鹽 ⋯⋯⋯ 各適量

 **調理作用** 理氣調中、消食化積

 **適宜季節** 秋季、冬季

**適宜體質** 氣虛、陽虛、痰濕體質

**作法**

1. 乾山楂洗淨，用溫水泡 1 小時；柑橘去皮；豬脊骨斬塊，用開水汆燙 3 分鐘，撈出，洗淨；薑洗淨，切片。

2. 鍋置火上，加適量水和料酒，放入乾山楂、柑橘、豬脊骨、薑片，大火煮沸後轉小火煲 2 小時，最後加鹽調味即可。

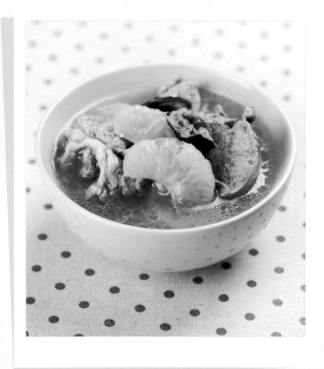

## 🥄 女中醫這樣說

　　山楂可助消化，有調理脾胃、降血脂、降血壓的作用；柑橘能燥濕理氣、健脾開胃；豬脊髓性寒，味甘，有補陰益髓的功效。三者搭配，可助消化，對積滯不消化、脘腹脹滿等有調理作用。

**食用宜忌：**
孕婦和體虛者慎食山楂。

**小叮嚀：**
煮豬脊骨湯時，可以將豬脊骨砍小段，這樣煮製時骨油可溢出，越煮越鮮。

調養脾胃，腸胃健康人不老

# 陳皮白朮豬肚湯

消化不良時，來一碗陳皮白朮豬肚湯試試。

**材料**
陳皮、砂仁 ……… 各 6 克
白朮 ………30 克
豬肚 ………1 個
薑片、料酒、鹽 ……… 各適量

**調理作用** 健脾開胃、增強食欲

**適宜季節** 四季皆宜

**適宜體質** 氣虛體質

**作法**

1. 用鹽揉搓豬肚，除去黏液，沖洗乾淨，切絲，用開水汆燙 3 分鐘，撈出，洗淨。
2. 鍋置火上，加適量水和料酒，放入除鹽外所有食材，小火煲 2 小時，最後加鹽調味。

**6**

## 🥄 女中醫這樣說

陳皮可理氣健脾、燥濕化痰；白朮可健脾益氣、利尿消腫；豬肚是補脾之佳品。一起搭配煮湯對消化不良、食欲乏力等有一定的調理作用。

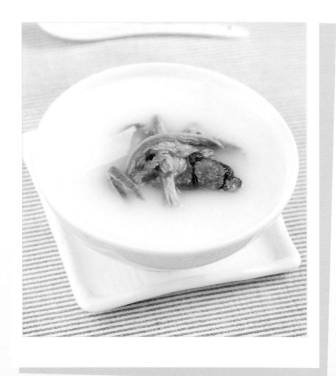

# 扁豆白米粥

白扁豆可提高人體免疫力，除煮粥外，也可製作豆餡、豆沙等。

**材料**
白扁豆 ………75 克
白米 ………100 克
白糖 ……… 適量

 **調理作用** 調補脾胃、清熱化濕

 **適宜季節** 夏季、秋季

**適宜體質** 痰濕、濕熱體質

**作法**
1. 白扁豆用溫水浸泡一夜，洗淨；白米淘洗乾淨，用水浸泡 30 分鐘。
2. 鍋置火上，加適量水大火燒開，放入白扁豆，小火煮至扁豆綿軟，放入白米熬煮至米爛粥稠，最後加白糖調味即可。

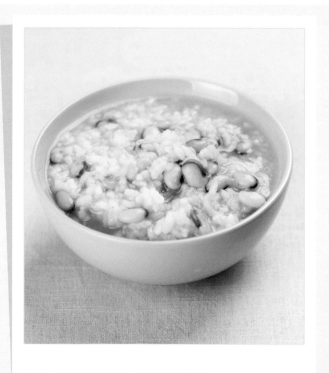

### 女中醫這樣說

白扁豆性微溫，味甘，歸脾、胃經，有健脾化濕、利尿消腫、清肝明目的功效，而現代醫學證明，扁豆中含有豐富的膳食纖維和維生素，可平衡常食精製米、麵而導致的維生素攝取不足情況。與白米搭配煮粥，可調補脾胃、清熱化濕。

**食用宜忌：**
適合各種人群。

# 山楂麥芽粥

可將白米換為小麥、小米，也可固腎澀精、補脾健中。

**材料**
山楂、麥芽 ……… 各 15 克
白米 ………100 克

**調理作用** 健脾開胃、消食化積

**適宜季節** 春季

**適宜體質** 氣虛、痰濕、血瘀體質

**作法**
1. 白米淘洗乾淨。
2. 鍋中放入適量水，大火燒開，放入白米、山楂、麥芽煮成粥即可。

**6**

 **女中醫這樣說**

　　山楂有健脾開胃、消食化滯、活血化瘀的功效；麥芽能消化宿食、消心腹脹滿，兩者搭配煮粥食用，能健脾開胃、消食化積，適用於飲食不化所致的脘腹脹滿、食欲乏力。

**食用宜忌：**
孕婦及哺乳期間女性不宜食。

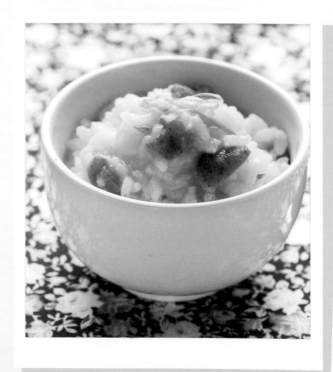

# 茯苓紅棗小米粥

購買茯苓時應仔細觀察，斷面細膩、嚼之味淡者為佳。

**材料**
茯苓、紅豆 …… 各 15 克
紅棗 ……6 個
小米 ……100 克
白糖 …… 適量

 **調理作用** 健脾祛濕、補益氣血

**適宜季節** 夏季、秋季

**適宜體質** 痰濕體質

**作法**
1. 將茯苓、紅豆、紅棗、小米淘洗乾淨；紅棗去核。
2. 鍋置火上，加適量水，放入上述食材，小火熬煮至粥稠，加白糖調味即可。

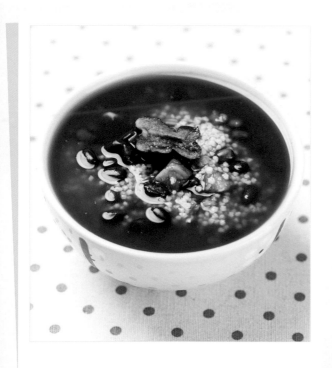

### 女中醫這樣說

茯苓可祛脾濕、利小便；紅棗可健脾氣、養氣血；小米能補虛損、泄胃火，與紅豆搭配煮粥能全面調養脾胃。

**食用宜忌：**
氣虛下陷、津傷口乾者慎食。

# 四君子茶

如嫌水煮麻煩，也可用沸水沖泡，功效相同。

**材料**
甘草 ……… 3 克
白尤、茯苓 ……… 各 9 克
人參 ……… 6 克

| 調理作用 | 益氣強身、健脾養胃 |
| 適宜季節 | 秋季、冬季 |
| 適宜體質 | 痰濕、氣虛體質 |

**作法**
1. 上述食材分別沖洗乾淨。
2. 將上述食材放入砂鍋中，加適量水煮沸後繼續煮 5 分鐘即可。

**6**

### 女中醫這樣說

人參大補元氣，可益氣生津；白尤能補氣健脾，可增強食欲，與人參搭配同煮有較好的滋補功效；再佐以健脾利濕的茯苓、益氣健脾和中的甘草，對食欲減少、四肢無力、身體消瘦的女性具有補益作用。

**食用宜忌：**
口乾煩渴者忌服。

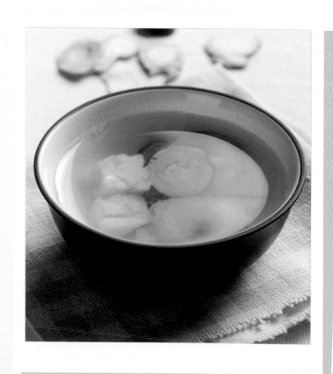

# 紅棗歸耆牛肉湯

月經不調，有血虛症狀的女性也可適當多飲此湯。

**材料**
| | |
|---|---|
| 當歸、黃耆 …… | 各 10 克 |
| 紅棗 …… | 6 個 |
| 薏仁 …… | 60 克 |
| 牛肉 …… | 100 克 |
| 薑片、鹽 …… | 各適量 |

 **調理作用** 壯骨強筋、祛風濕

**適宜季節** 秋季、冬季

**適宜體質** 痰濕、血瘀體質

**作法**
1. 將除鹽外所有食材分別洗淨；紅棗去核；牛肉切塊。
2. 鍋置火上，加適量水，放入牛肉、薑片，大火煮開後，撇去浮沫，放入當歸、紅棗、黃耆、薏仁，再次煮沸後，轉小火煲 2、3 小時，加鹽調味即可。

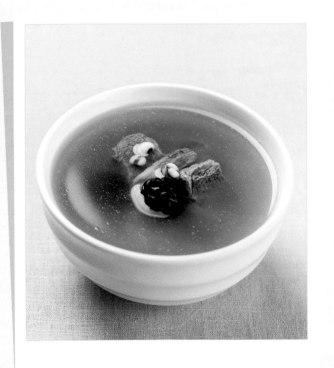

### 女中醫這樣說

當歸能補血調經；黃耆可益氣補虛、止汗；薏仁有健脾補肺、化濕的功效；紅棗能益氣補血、健脾和胃；牛肉可補氣血、通經絡、祛風濕。五者搭配煮湯飲用對風濕麻痹、四肢麻木、筋骨痛、風濕性及類風濕性關節炎有一定的輔助食療效果。

**食用宜忌：**
外感熱病，陰虛火旺者不宜食用本湯。

補腎強筋，緩解關節痛

# 透骨草牛肉湯

透骨草有活血作用，孕婦及產後女性不宜食用。

材料
透骨草 ⋯⋯⋯10 克
牛肉塊 ⋯⋯⋯200 克
料酒、蔥段、薑片、鹽、
胡椒粉 ⋯⋯⋯ 各適量

調理作用　祛風濕、養氣血

適宜季節　秋季、冬季

適宜體質　氣虛、陽虛體質

作法
1. 透骨草洗淨切碎，放入紗布袋內紮緊。
2. 鍋置火上，加適量水和料酒，放入藥包、牛肉、薑片、蔥段，大火煮沸，撇去浮沫，轉小火煲 45 分鐘，最後加鹽、胡椒粉調味即可。

6

 **女中醫這樣說**

透骨草可祛風散寒除濕、舒筋活絡；牛肉可強健筋骨；二者搭配煲湯具有祛風濕、養氣血的功效，適用於因風寒濕邪侵襲肢體經絡而導致的風濕疼痛。

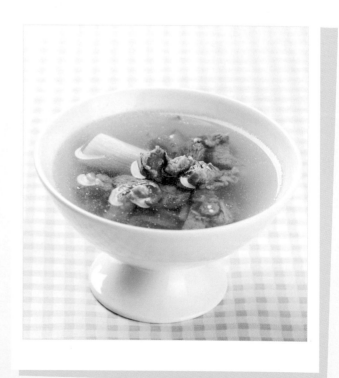

粥

補腎強筋，緩解關節痛

# 鱔魚白米粥

有支氣管炎或哮喘症狀者不宜食用此粥。

**材料**

鱔魚 ……… 100 克
白米 ……… 50 克
料酒、薑末、蔥花、鹽 ……… 各適量

 **調理作用** 強筋壯骨、緩解四肢痠痛

 **適宜季節** 秋季、冬季

**適宜體質** 氣虛、陽虛體質

**作法**

1. 鱔魚去雜，洗淨，去骨，切絲；白米洗淨；油鍋燒熱，放入鱔魚絲，加料酒、薑末煸炒至魚肉熟透時盛入碗中。
2. 在砂鍋內加入適量水和白米煮粥；放入鱔魚絲、薑末，繼續煨 10 分鐘，撒蔥花，加鹽調味即可。

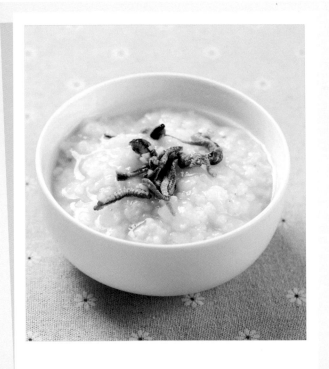

🥄 **女中醫這樣說**

　　鱔魚可補氣養血、溫陽健脾，與白米搭配煮粥食用可補虛止損、強壯筋骨，適用於身體虛弱、風寒濕痺引起的關節、肌肉疼痛。

# 第 7 章

# 養心安神解疲勞

　　中醫講「心藏神」，人的情緒會受「心」的功能狀態影響，現代女性面對工作、生活的巨大壓力，常常感到心煩氣躁，時間久了就會感覺胸中發悶、頭暈頭痛，這都是身累心疲造成的。因此平日可多吃具有養心功效的食物，如紅豆、蓮子、苦瓜等。

## 理氣散寒，和頭痛說掰掰

心氣不足的女性可表現為頭痛。現代女性工作、生活壓力大，常常出現頭暈、頭痛症狀，檢查時卻沒有器質性病變，這都是氣血運行不暢的表現，有些頭痛是由感受外邪上犯清竅引起的。焦慮、用腦過度、休息不足都會導致心臟的氣血運行不暢。中醫將頭痛大體分為氣血不足型和外感風邪型。氣血不足者平日宜多食動物肝臟、枸杞子、紅棗等；外感風寒者可適當食用白芷、蔥、薑等。

🥣 茯苓五味子甘草湯／200　🥣 牛肝枸杞紅棗湯／201　🥣 白芷川芎魚頭湯／202
🥣 芝麻粥／203　🍵 桑椹決明菊花茶／204　🍵 山楂決明薑菊茶／205

## 心肺同養，皮膚紅潤容光煥發

外表是內在的體現，五臟氣血充盈，則身體健康，容光煥發，當健康受到侵擾時，就會影響外表。現代女性長期快節奏地生活、工作，自身免疫力下降，皮膚變差，身體健康問題也一一出現。心肺相依，心為五臟之君，養心養肺，可提高身體免疫力，令身體健康，皮膚紅潤。

🥣 花旗參蓮子木瓜湯／206　🥣 蓮藕牛腩湯／207　🥣 鴨梨百合杏仁粥／208
🥣 茯苓蓮子粥／209　🥣 香菇木耳瘦肉粥／210　🍵 瓜皮花粉茶／211

## 清熱祛濕，排毒一身輕

濕邪為中醫中「六淫」之一，濕邪性重濁而黏膩，會妨礙脾胃的運化，有內邪、外邪之別。內感濕邪，會出現胸悶不舒、食欲缺乏等症；外感濕邪則會惡寒風熱、四肢困倦。脾胃主管運化水穀，要想祛濕，則要健脾，生活中可多食薏仁、紅豆、綠豆、冬瓜、蓮藕、茭白筍等健脾利濕的食物。

🥣 瓜皮玉米鬚紅豆湯／212　🥣 茭白筍香菇湯／213　🥣 薏仁茯苓粥／214
🥣 綠豆竹葉粥／215　🥣 玉米鬚菊花粥／216　🍵 苦參茶／217

## 養心補腎，提神醒腦抗疲勞

如果長期工作壓力大、精神緊張、加班熬夜等，就會出現四肢乏力、身心疲憊、記憶力衰退、注意力不集中、免疫力下降等症狀。如果不加重視，會出現更加嚴重的健康問題，所以女性要注意養心健腦、補腎健體，每天給自己準備一碗提神醒腦、緩解疲勞的湯、粥、茶，可緩解疲勞。像西洋參、茉莉花、薄荷、枸杞子、紅棗、牛肉等都能有效地補充體力和腦力。

🥣 枸杞桂圓牛肉湯／218　🥣 茉莉薄荷粥／219　🥣 黑米桂花粥／220
🥣 洋參紅棗粥／221　☕ 黃耆紅棗茶／222　☕ 洋參果露茶／223

 ## 補血益氣，預防貧血體虛

中醫將貧血歸之為「血虛」之證。氣為血之帥，血為氣之母，血虛加重氣虛，導致氣血兩虛之證，因此貧血者往往伴隨著氣血兩虛症狀，表現為面色蒼白，並伴隨頭暈、乏力、心悸、氣短等症狀。因此中醫防治貧血，往往從補氣補血兩方面進行，提倡多食動物肝臟、肉類、奶類、蛋類，以及紅棗、菠菜等具有補血功效的食物，及黃耆等具有益氣功效的中藥。

🥣 紅棗生地豬骨湯／224　🥣 豬肝菠菜粥／225　🥣 黃耆雞汁粥／226

# 茯苓五味子甘草湯

喝此湯時，忌食生蔥，會影響藥效。

湯

理氣散寒，和頭痛說掰掰

**材料**
- 茯苓 ……… 12 克
- 五味子 ……… 10 克
- 甘草 ……… 5 克

 **調理作用** 益脾和胃、寧心安神

 **適宜季節** 冬季

**適宜體質** 氣虛、痰濕體質

**作法**
1. 茯苓、五味子、甘草分別洗淨。
2. 鍋置火上，加適量水，放入茯苓、五味子、甘草，大火煮沸轉小火煲 30 分鐘即可。

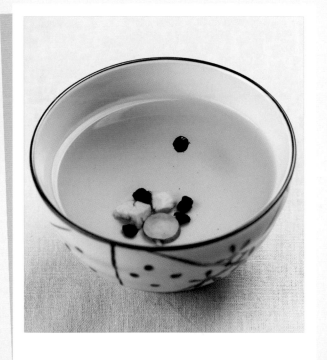

### 🥄 女中醫這樣說

五味子有補腎寧心、收斂固澀、益氣生津的功效；甘草可用於治療心氣虛、心悸怔忡；茯苓可利水滲濕、益脾和胃、寧心安神。三者熬煮成湯可用於煩熱、口乾、頭暈、頭痛等。

# 牛肝枸杞紅棗湯

枸杞子性溫，與紅棗同煮時，兩者皆宜少放。

**材料**
牛肝 ……… 100 克
枸杞子 ……… 10 克
紅棗 ……… 5 個
鹽、薑片 ……… 各適量

**調理作用** 補肝養血、益氣明目

**適宜季節** 四季皆宜

**適宜體質** 氣虛、陰虛體質

**作法**
1. 牛肝洗淨，切片，用開水汆燙 2 分鐘，撈出，洗淨；枸杞子洗淨；紅棗洗淨，去核。
2. 鍋置火上，加適量水，放入牛肝、薑片、枸杞子、紅棗，大火煮沸轉小火煲 1 小時，加鹽調味即可。

**7**

## 女中醫這樣說

　　牛肝性平，味甘，有補肝明目、養血的功效，可治療因肝血不足引起的頭暈、血虛等；枸杞子可滋補肝腎、益精明目。牛肝與枸杞子搭配煲湯適用於氣血虧虛引起的頭痛、頭暈。

**食用宜忌：**
高血壓和高脂血症患者忌食。

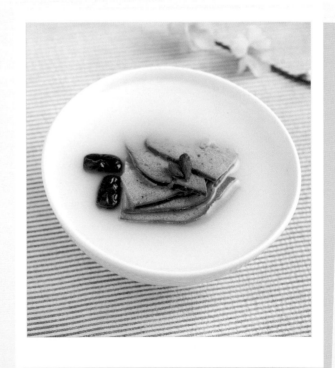

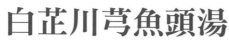

# 白芷川芎魚頭湯

煮魚頭湯最宜選擇胖頭魚，頭大、脂肪多，煮出的湯鮮美。

理
氣
散
寒
，
和
頭
痛
說
掰
掰

**材料**
白芷 ……… 10 克
川芎、天麻 …… 各 5 克
魚頭 ……… 1 個
油、薑片、鹽 …… 各適量

| 調理作用 | 祛風散寒、止頭痛 |
| 適宜季節 | 冬季 |
| 適宜體質 | 各種體質均可 |

**作法**
1. 將藥材和魚頭分別洗淨；鍋中倒油燒熱，放入魚頭、薑片煎至魚頭兩面金黃，倒入適量清水。
2. 放入白芷、川芎、天麻，大火煮沸，改小火煲 1 小時，加鹽調味即可。

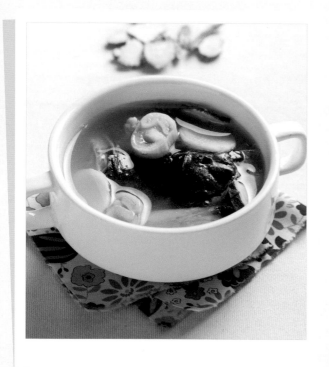

### 🥣 女中醫這樣說

　　白芷性溫，味辛，有祛風散寒、通竅止痛的功效；川芎性溫，味辛，有止頭痛、行氣活血的功效；搭配天麻燉魚湯，有暖胃、去頭眩、益腦髓的作用。

# 芝麻粥

產後媽媽食用也非常好，有滋肝補腎、養血填精、催乳功效。

**材料**
炒熟黑芝麻 ⋯⋯⋯30 克
白米 ⋯⋯⋯60 克

 **調理作用** 潤五臟、填精髓

 **適宜季節** 四季皆宜

**適宜體質** 各種體質均可

**作法**
1. 白米洗淨；鍋置火上，加適量水，大火燒開，放入白米，改小火熬煮成粥。
2. 撒入黑芝麻即可。

7

## 女中醫這樣說

黑芝麻性平，味甘，對頭暈眼花、耳鳴耳聾有一定食療效果。而且黑芝麻中鉀含量豐富，鈉含量較少，鉀鈉比例非常適合保持心臟健康。用黑芝麻搭配白米煮粥，對氣陰不足引起的頭暈、頭痛有調理作用。

**食用宜忌：**
慢性腸炎、便溏腹瀉者忌食。

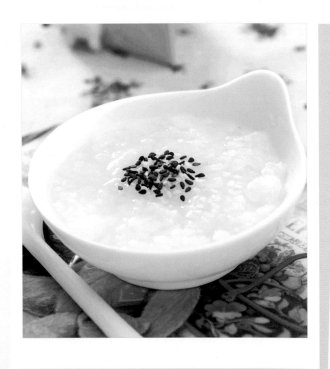

# 桑椹決明菊花茶

決明子、菊花性偏涼，有一定的泄瀉、降壓作用，不適合陽虛體質低血壓者飲用。

材料
桑椹 ……… 12 克
決明子 ……… 10 克
菊花 ……… 6 克

 調理作用　滋陰平肝、降火散結

 適宜季節　四季皆宜

適宜體質　除陽虛體質外其他體質

作法
1. 將桑椹、決明子、菊花洗淨。
2. 將上述食材放入茶杯中，加沸水悶泡 15 分鐘即可。

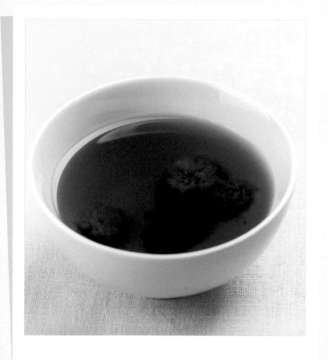

## 女中醫這樣說

桑椹可滋陰養血，用於治療因肝腎不足和血虛精虧而引起的頭暈目眩；決明子可清肝瀉火、養陰明目；菊花可疏風、清熱、明目。經常頭痛、暈眩的女性朋友可多飲此茶。

**食用宜忌：**
脾胃虛弱、腹瀉者慎服。

**小叮嚀：**
也可以將上述藥草放入砂鍋中，加水煎煮 20 分鐘，取汁飲用。

# 山楂決明薑菊茶

可代茶常飲，但生理期不宜飲用。

**材料**
山楂、決明子 ……… 各 15 克
薑黃片 ………12 克
菊花 ………3 克

 **調理作用** 寬胸理氣、活血化瘀

 **適宜季節** 春季、夏季

**適宜體質** 血瘀體質

**作法**
1. 將薑黃片、決明子、菊花洗淨；山楂洗淨，去核。
2. 將上述材料放入茶壺中，用開水浸泡，加蓋悶 30 分鐘，代茶飲。

7

🥄 **女中醫這樣說**

　　山楂可健脾開胃、消食化積、活血散瘀；決明子清肝瀉火；菊花疏風散熱；薑黃行氣破瘀。脾胃不好及經痛的女性可以多喝此茶，不僅可防治頭痛、經痛，還能健脾開胃。

**食用宜忌：**
血虛者忌服。

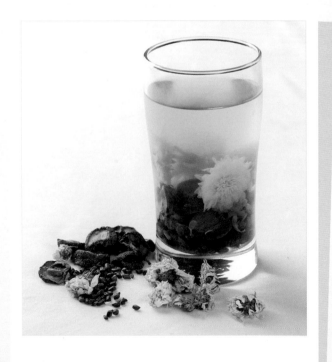

# 花旗參蓮子木瓜湯

有便秘症狀者，煮此湯時，宜去除蓮子。

心肺同養，皮膚紅潤容光煥發

**材料**

花旗參 ……… 5 克
新鮮蓮子 ……… 100 克
青木瓜 ……… 1 個
豬腿肉 ……… 200 克
鹽 ……… 適量

| 調理作用 | 生津潤燥、清心除煩 |
| 適宜季節 | 秋季 |
| 適宜體質 | 陰虛體質 |

**作法**

1. 青木瓜去皮、籽，洗淨，切塊；豬腿肉洗淨，切片；蓮子、花旗參分別洗淨。

2. 鍋置火上，加適量水，放入花旗參、蓮子、木瓜、豬腿肉，大火煮沸，撇去浮沫，轉小火煲 3 小時，加鹽調味即可。

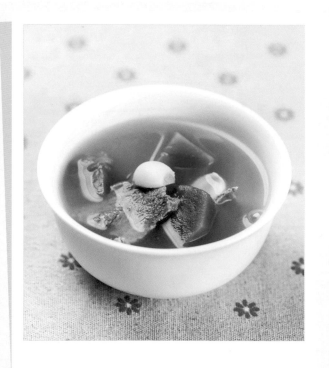

 **女中醫這樣說**

花旗參性涼，味甘、微苦，入肺、脾經，有補氣養陰、清熱生津的作用；鮮蓮子可清心安神；木瓜可清心潤肺。三者搭配豬腿肉煮湯飲用，不僅能生津潤燥，還能治療虛熱煩倦等症。

**食用宜忌：**
脾胃虛寒者忌食花旗參。

# 蓮藕牛腩湯

牛腩不易煮爛，用砂鍋慢燉，營養容易析出。

**材料**
蓮藕片 ……… 100 克
牛腩塊 ……… 150 克
紅豆 ……… 30 克
紅棗 ……… 5 個
薑片、鹽 ……… 各適量

**調理作用** 清心潤肺、涼血止血

**適宜季節** 夏季、秋季

**適宜體質** 陰虛體質

**作法**
1. 牛腩用開水焯 3 分鐘，撈出，洗淨；紅豆洗淨；紅棗洗淨。
2. 鍋置火上，加適量水，放入除鹽外所有食材，大火煮沸轉小火煲 2 小時，加鹽調味即可。

7

## 女中醫這樣說

　　四者搭配煮湯飲用，不僅可補充氣力，還能清心潤肺。秋天空氣乾燥，容易煩躁不安，喝一碗清心潤燥的蓮藕牛腩湯非常舒服。

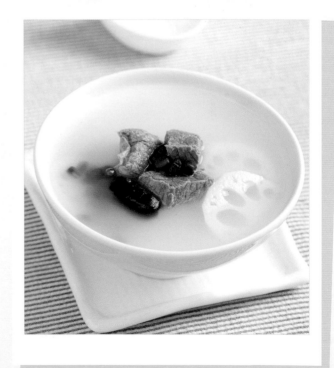

心肺同養，皮膚紅潤容光煥發

# 鴨梨百合杏仁粥

煮粥時，杏仁宜選擇甜杏仁，不要選苦杏仁。

**材料**

鴨梨 ⋯⋯⋯1 個
杏仁 ⋯⋯⋯10 克
百合 ⋯⋯⋯15 克
白米 ⋯⋯⋯50 克
蜂蜜 ⋯⋯⋯ 適量

| 調理作用 | 養陰潤肺、清心安神 |
| 適宜季節 | 秋季 |
| 適宜體質 | 陰虛體質 |

**作法**

1. 鴨梨削皮，洗淨，去核，切塊；杏仁、百合洗淨；白米淘洗乾淨。
2. 鍋置火上，加適量水，放入白米，大火燒沸後放入杏仁、百合，轉小火煮 20 分鐘。
3. 放入鴨梨，繼續用小火煨 5 分鐘，煮至粥香米爛，加蜂蜜，攪拌均勻即可。

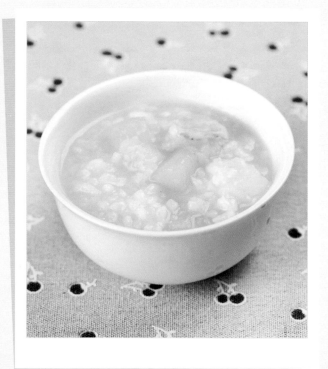

### 女中醫這樣說

　　鴨梨性涼，可滋陰潤燥、清熱化痰；百合可潤燥清熱；杏仁可潤肺止咳、潤腸通便。三者煮粥有養陰潤肺、清心安神的功效，特別適用於因秋燥傷陰引起的皮膚乾燥、乾咳少痰等症狀。女性在秋季可常食此粥。

**食用宜忌：**
風寒咳嗽、脾虛泄瀉者忌食；糖尿病患者慎食。

**小叮嚀：**
煮粥時若要加入水果，最好在粥將熟時再放入，能把營養保留得更好。

心肺同養，皮膚紅潤容光煥發

# 茯苓蓮子粥

塊狀茯苓磨粉後，放入粥中，效果更好。

**材料**
蓮子、白米 …… 各 30 克
白茯苓 …… 10 克
山藥 …… 50 克
白糖 …… 適量

**調理作用** 安神養心、健脾益肺

**適宜季節** 夏季

**適宜體質** 氣虛、陰虛體質

**作法**
1. 蓮子、白米分別洗淨；山藥去皮，洗淨，切丁。
2. 鍋中加水，大火燒開，放入除白糖外所有食材，小火熬煮成粥，調入白糖，攪勻食用。

## 女中醫這樣說

蓮子有益腎固精、養心安神的功能；茯苓有滲濕利水、健脾和胃、寧心安神的功效；兩者與山藥、白米搭配，可養心養肺，適合心陰不足及脾胃虛弱的人食用。

**食用宜忌：**
大便乾結和脘腹脹悶者忌用。

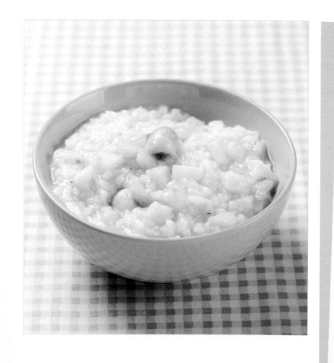

心肺同養，皮膚紅潤容光煥發

# 香菇木耳瘦肉粥

脾胃虛寒、外感發熱者不宜食用此粥。

**材料**
香菇 ┄┄┄30 克
泡發洗淨木耳、銀耳 ┄┄┄ 各 15 克
瘦豬肉餡 ┄┄┄50 克
白米 ┄┄┄80 克
碎香菜、鹽 ┄┄┄ 各適量

 **調理作用** 養陰益胃、潤燥生津

 **適宜季節** 秋季、冬季

**適宜體質** 陰虛體質

**作法**
1. 香菇擇洗乾淨，用水浸泡至軟；白米淘洗乾淨。
2. 鍋置火上，加適量水，放入白米，大火煮沸；再放入除香菜外所有食材，小火煮至米、肉熟爛，出鍋時撒上香菜即可。

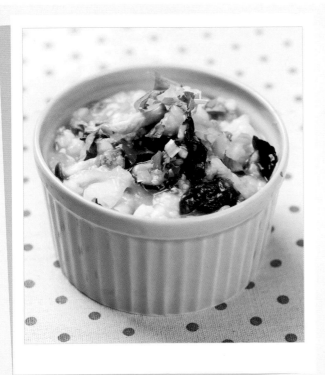

### 🥄 女中醫這樣說

　　木耳、銀耳與補中益氣的瘦肉搭配煮粥，可養陰養心、潤燥潤肺，對因肺熱陰虛及虛勞燥熱引起的煩躁不安、皮膚乾燥有食療作用。

# 瓜皮花粉茶

此茶降糖作用顯著，糖尿病患者也可常飲。

**材料**
西瓜皮、冬瓜皮 ……… 各 15 克
天花粉 ………12 克

| 調理作用 | 生津止渴、降火潤燥 |
| 適宜季節 | 夏季、秋季 |
| 適宜體質 | 陰虛體質 |

**作法**
1. 冬瓜皮、西瓜皮分別去最外層的皮，洗淨，切塊。
2. 將西瓜皮、冬瓜皮、天花粉放入砂鍋中，加適量水煎湯取汁飲用。

7

## 🥄 女中醫這樣說

　　西瓜皮是夏季清熱解暑、生津止渴的良藥；冬瓜皮富含蛋白質、維生素 C，可清熱化痰、除煩止渴；天花粉可清熱瀉火、養陰生津。三者搭配泡茶飲用，能清熱解暑、除煩止渴，特別適合炎熱的夏季和乾燥的秋季飲用。

**食用宜忌：**
脾胃虛寒者，有寒痰、濕痰者不宜飲用。

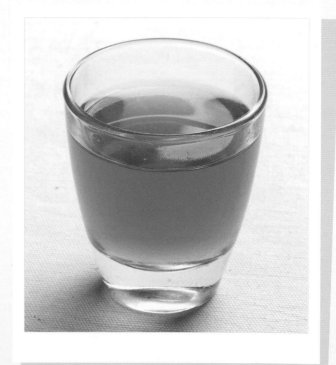

# 瓜皮玉米鬚紅豆湯

將玉米鬚用紗布包起再煮更易操作，口感也更好。

**材料**

玉米鬚、乾冬瓜皮 ……… 各 15 克
紅豆 ………50 克
冰糖 ……… 適量

**調理作用** 清熱利尿、補氣健脾

**適宜季節** 夏季

**適宜體質** 濕熱體質

**作法**

1. 玉米鬚洗淨，放入清水中浸泡 10 分鐘，撈出，擠淨水；冬瓜皮、紅豆分別洗淨。
2. 鍋中加足量水，放入紅豆燒開，改小火煮至紅豆開花，放入冬瓜皮、玉米鬚，煮至紅豆熟爛，撈出玉米鬚，調入冰糖，吃豆飲湯。

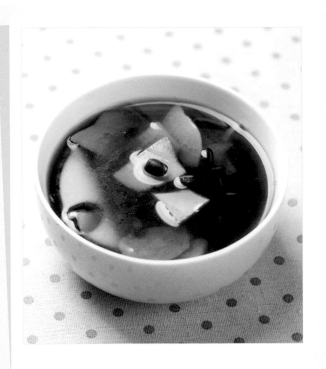

### 🥄 女中醫這樣說

　　三者搭配煮湯飲用，可使清熱利尿效果加倍，非常適合濕熱體質的人飲用。

湯

清熱祛濕，排毒一身輕

# 茭白筍香菇湯

挑選茭白筍時，以摸起來硬朗有彈性的為佳。

**材料**
┌ 茭白筍、香菇 …… 各 150 克
│ 油、蔥段、薑片、料酒、
└ 雞湯、鹽 …… 各適量

 **調理作用** 利尿消腫、清濕熱

 **適宜季節** 夏季

 **適宜體質** 各種體質均可，濕熱體質尤宜

**作法**
1. 茭白筍、香菇分別洗淨，切片，茭白筍放入開水中汆燙。
2. 油鍋燒至 6、7 分熱，放入薑片、香菇片煸炒片刻，倒入雞湯、料酒，大火燒開後，放入茭白筍片、蔥段，開鍋後加鹽調味即可。

**7**

## 👩‍🍳 女中醫這樣說

茭白筍香菇湯不僅能祛濕消暑，還能通乳，因此產後乳少的女性也可食用。

**食用宜忌：**
脾胃虛寒者慎食。

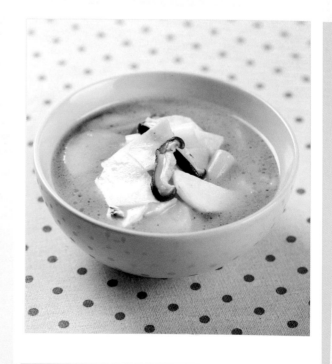

# 薏仁茯苓粥

加入少許山藥共煮，健脾效果更好。

清熱祛濕，排毒一身輕

**材料**
薏仁 ……… 30 克
白米 ……… 50 克
茯苓 ……… 15 克
冰糖 ……… 適量

| **調理作用** | 健脾利濕、滋養臟腑 |
| **適宜季節** | 夏季、秋季 |
| **適宜體質** | 痰濕、濕熱體質 |

**作法**
1. 將薏仁、白米分別淘洗乾淨。
2. 鍋置火上，加適量水，放入薏仁、白米、茯苓，大火煮沸轉小火煮40分鐘，煮至粥稠，放入冰糖，待冰糖溶化攪勻即可。

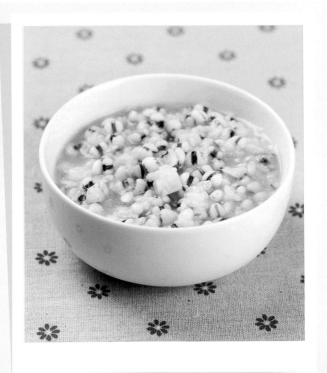

## 女中醫這樣說

薏仁有健脾利濕、清熱排膿、消水腫的功效；而茯苓是健脾胃、祛痰濕的常用藥，與薏仁合用可加強健脾利濕功效，可緩解因暑濕引起的水腫尿少、食欲乏力、便溏泄瀉等。

**食用宜忌：**
津傷口乾者慎食。

# 綠豆竹葉粥

脾胃虛寒、腎虛尿頻者及孕婦不宜食用此粥。

**材料**
金銀花、荷葉、竹葉 ……… 各 5 克
綠豆 ………20 克
白米 ………50 克
冰糖 ……… 適量

**調理作用** 消暑化濕、清熱解毒

**適宜季節** 夏季、秋季

**適宜體質** 濕熱體質

**作法**
1. 將金銀花、荷葉、竹葉一起水煎取汁；白米、綠豆分別洗淨。
2. 鍋置火上，倒入藥汁，加適量水，大火燒沸，放入綠豆煮至開花，放入白米，煮至粥熟，調入冰糖，攪拌均勻即可。

7

### 女中醫這樣說

夏季有心煩口渴症狀的女性可以喝此粥，既能消暑化濕、解表清熱，又能清解心胃的熱毒。

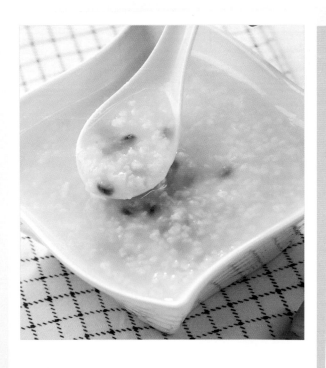

# 玉米鬚菊花粥

此粥不宜長期連續食用，易導致脾胃不適。

清熱祛濕，排毒一身輕

**材料**
玉米鬚、菊花 ……… 各 10 克
白米 ………100 克
冰糖 ……… 適量

**調理作用** 利水消腫、祛濕解毒

**適宜季節** 夏季、秋季

**適宜體質** 各種體質均可

**作法**
1. 玉米鬚、菊花洗淨；白米淘洗乾淨。
2. 鍋置火上，加適量水，放入玉米鬚、菊花，小火煎煮 20 分鐘，撈出玉米鬚，再放入白米煮至黏稠，放入冰糖略煮即可。

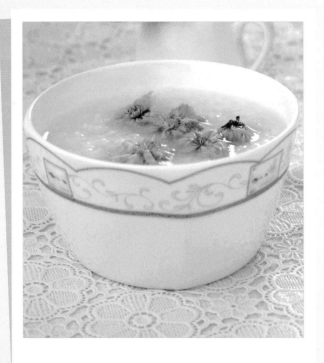

### 女中醫這樣說

玉米鬚菊花粥不僅可利水消腫，還有排毒的功效，因此也是減肥瘦身女性的一個好選擇。

**食用宜忌：**
脾胃虛寒者慎食。

# 苦參茶

苦參也可與綠茶同泡，代茶飲，有降心火的功效。

**材料**
苦參 ⋯⋯⋯10 克
生甘草 ⋯⋯3 克

**調理作用** 清熱燥濕、降心火

**適宜季節** 夏季

**適宜體質** 濕熱體質

**作法**
1. 將苦參、生甘草洗淨。
2. 將苦參、生甘草放入茶壺中，用沸水沖泡或水煎，取汁 200 毫升，代茶飲。

7

### 🥣 女中醫這樣說

苦參性寒，有清熱燥濕、殺蟲、利尿的功效；甘草能補脾益氣、清熱解毒。夏天濕氣大，還容易中暑，偶爾飲一杯苦參茶，能清熱燥濕、降心火，心情也會好起來。

**食用宜忌：**
脾胃虛寒者忌服。

**小叮嚀：**
過量食用甘草會升高血壓，所以高血壓患者宜少用甘草。

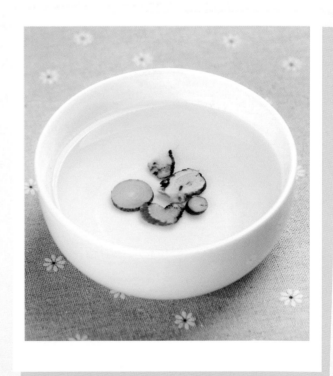

# 枸杞桂圓牛肉湯

如喜歡清淡的口味，也可不炒牛肉，直接用水煮。

**材料**

枸杞子 ⋯⋯⋯15 克
桂圓肉 ⋯⋯⋯10 克
牛肉 ⋯⋯⋯200 克
山藥塊 ⋯⋯⋯100 克
油、蔥花、薑片、鹽、料酒 ⋯⋯⋯ 各適量

| 調理作用 | 補腎益氣、緩解疲勞 |
| 適宜季節 | 冬季 |
| 適宜體質 | 氣虛、陽虛體質 |

**作法**

1. 牛肉洗淨，用開水汆燙 3 分鐘，撈出洗淨，切片。
2. 油鍋燒熱，放入牛肉片爆炒，烹入料酒，略炒後，加足量水，放入山藥、薑片，大火煮沸後轉小火煲 2 小時，再放入枸杞子、桂圓肉，繼續煲 20 分鐘；最後撒上蔥花，加鹽調味即可。

## 🥄 女中醫這樣說

以牛肉為主要食材，綜合其他材料煲出的湯可補益精氣、緩解疲勞、強身提神。

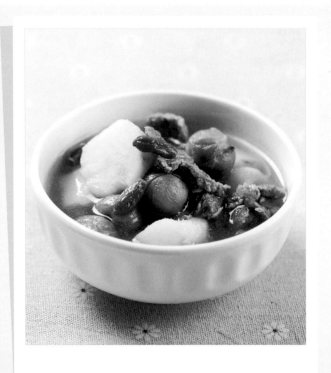

# 茉莉薄荷粥

茉莉花有行氣止痛、解鬱散結的作用，女性在經期食用，還可緩解經痛。

養心補腎，提神醒腦抗疲勞

**材料**
茉莉花、薄荷 ……… 各 5 克
白米 ………100 克

**調理作用** 提神醒腦、消除疲勞

**適宜季節** 春季

**適宜體質** 氣鬱體質

**作法**
1. 將白米淘洗乾淨；茉莉花、薄荷裝入紗布包中。
2. 鍋置火上，放入紗布包，加適量水，用小火煎煮 20 分鐘，取出紗布包；放入白米熬煮至粥黏稠即可。

7

## 女中醫這樣說

茉莉花可行氣解鬱、抗菌消炎；薄荷可疏風散熱、清利頭目、疏肝行氣。茉莉花搭配薄荷煮粥食用，可提神醒腦、清熱解乏，能有效改善因精神緊張造成的身心疲勞狀態，尤其適合精神壓力大、用腦過度的女性。

**食用宜忌：**
陰虛血燥、表虛汗多者忌食。

**小叮嚀：**
新鮮薄荷有提腦醒神作用，養一盆薄荷，每天取兩片泡茶，也非常好。

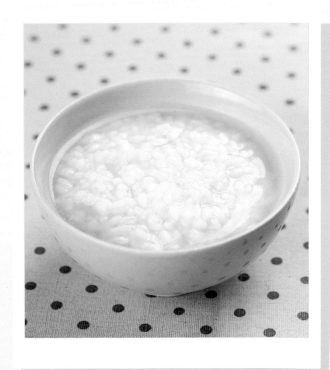

# 黑米桂花粥

黑米與紅棗搭配，補益氣血效果更佳。

**材料**
- 黑米 ………50 克
- 紅豆 ………20 克
- 蓮子、花生 ……… 各 5 克
- 紅棗、桂花、紅糖 ……… 各適量

 **調理作用** 補腎固本、養心生血

 **適宜季節** 四季皆宜

**適宜體質** 各種體質均可

**作法**
1. 黑米、紅豆、蓮子、花生、紅棗分別洗淨。
2. 鍋中加足量水，放入黑米、紅豆、花生、蓮子大火煮開，放入紅棗，改小火煮至粥成，調入桂花、紅糖攪勻即可。

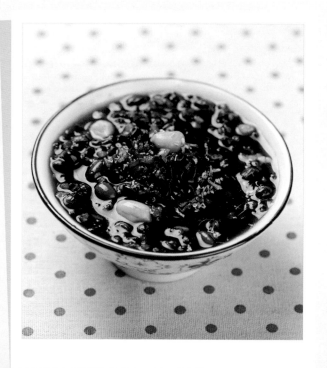

### 女中醫這樣說

黑米有開胃益中、健脾活血的功效，與養心的紅豆、蓮子搭配，可補腎固本、養心生血。

養心補腎，提神醒腦抗疲勞

# 洋參紅棗粥

咳嗽痰多者應慎用此粥。

**材料**
西洋參 ⋯⋯⋯5 克
白米 ⋯⋯⋯100 克
紅棗 ⋯⋯⋯ 適量

**調理作用** 補氣養血、緩解疲勞

**適宜季節** 春季、夏季

**適宜體質** 氣虛體質

**作法**
1. 西洋參洗淨；紅棗洗淨，去核；白米淘洗乾淨。
2. 鍋置火上，加適量水，放入西洋參、紅棗、白米，大火煮沸後轉小火煲 40 分鐘，煲至粥成即可。

7

## 女中醫這樣說

西洋參可有效強化中樞神經及心肌功能，可靜心凝神、增強記憶力；紅棗可養血安神。二者搭配熬粥可補養氣血、提高免疫力，適合氣血不足、用腦過度的上班族女性食用。

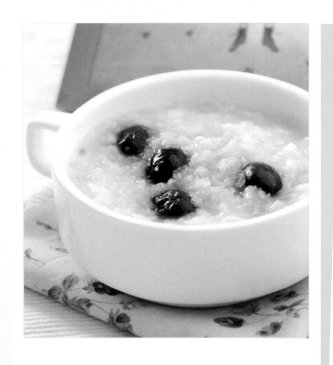

# 黃耆紅棗茶

飲用期間，最好不要吃太油膩和過於寒涼的食物。

**材料**
黃耆 ⋯⋯⋯ 9 克
紅棗 ⋯⋯⋯ 5 ～ 8 個

**調理作用** 補氣扶正、健脾補血、養心安神

**適宜季節** 冬季

**適宜體質** 陽虛、氣虛體質

**作法**
1. 黃耆、紅棗洗淨。
2. 將黃耆、紅棗放入砂鍋中，加適量水煎煮 30 分鐘即可。

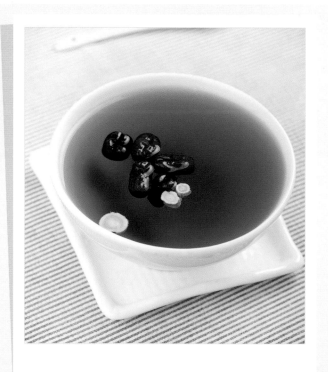

## 🥄 女中醫這樣說

黃耆是補氣良藥，常用於身體虛弱、言語低弱、脈細無力者；紅棗能補氣養血、健脾益胃，與黃耆搭配煮湯，可扶正補氣、補充精力和體力，適合免疫功能低下的女性飲用。

**食用宜忌：**
陰虛陽盛者忌服黃耆。

# 洋參果露茶

鳳梨汁也可以換成其他時令鮮果汁，如柑橘汁、橙汁等。

**材料**
西洋參片 ⋯⋯⋯3 克
鳳梨汁 ⋯⋯⋯50 毫升
白糖 ⋯⋯⋯20 克
蜂蜜 ⋯⋯⋯ 適量

**調理作用** 大補元氣、抗疲勞

**適宜季節** 夏季

**適宜體質** 陰虛體質

**作法**
1. 西洋參片用開水浸泡後搗爛，加入 10 克白糖浸漬。
2. 將剩餘的 10 克白糖和蜂蜜放入砂鍋中，加適量水，煮沸後加入鳳梨汁；再加入浸好的西洋參攪勻即可。
3. 每次 2 匙，沖入溫開水飲用。

7

### 🥄 女中醫這樣說

　　西洋參可益肺陰、清虛火、除煩倦，其中含有的皂苷可以有效調節中樞神經系統功能，達到靜心凝神、消除疲勞、增強記憶力的作用。西洋參與鳳梨汁搭配製作茶飲，適合有失眠、煩躁、記憶力衰退等症狀的女性。

**食用宜忌：**
脾胃虛寒泄瀉及風寒咳嗽者忌服。

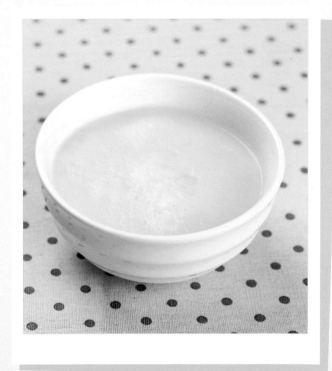

補血益氣，預防貧血體虛

# 紅棗生地豬骨湯

此湯中不宜放山楂，可放少許醋。

**材料**
紅棗 ……… 10 個
生地黃 ……… 10 克
豬骨 ……… 200 克
鹽 ……… 適量

 **調理作用** 養血和血、潤色補虛

 **適宜季節** 秋季、冬季

**適宜體質** 陰虛、氣虛體質

**作法**
1. 豬骨洗淨，斬段，汆燙。
2. 鍋置火上，加適量水，放入紅棗、生地黃，大火煮沸後放入豬骨，轉小火煲 1 小時，加鹽調味。

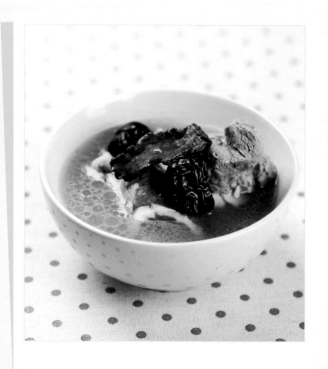

## 女中醫這樣說

紅棗可益氣補血、健脾和胃；生地黃可生津滋陰、涼血止血；豬骨可補虛損、強筋骨。三者搭配煮湯飲用有益氣養血、滋陰補血的功效，非常適合血虛頭暈的女性食用。

**食用宜忌：**
脾虛泄瀉、胃虛食少及多痰者慎食。

補血益氣，預防貧血體虛

# 豬肝菠菜粥

菠菜也可用莧菜代替，有相同的功效。

**材料**

豬肝、白米 …… 各 50 克
菠菜 ……30 克
薑末、鹽 …… 各適量

**調理作用** 補血養心、補肝明目

**適宜季節** 四季皆宜

**適宜體質** 各種體質均可

**作法**

1. 豬肝洗淨，切片，入汆燙，撈出瀝乾水；菠菜洗淨，略汆燙，切段；白米淘洗乾淨，用水浸泡 30 分鐘。

2. 鍋置火上，加適量水燒開，放入白米，大火煮沸後改用小火慢熬；粥將熟時，放入豬肝、薑末煮 10 分鐘；再放入菠菜稍煮，加鹽調味即可。

7

## 女中醫這樣說

豬肝性溫，味甘、苦，歸肝經，有補肝明目、養血的功效，尤其適用於血虛萎黃、目赤等症；菠菜中含有豐富的葉酸和鐵，可補充維生素和鐵，與豬肝搭配煮粥，可滋陰養血，對肝血不足、血虛萎黃的貧血症狀有一定的調理作用。

**食用宜忌：**
高血壓、冠心病、肥胖症及血脂高的人不宜食用。

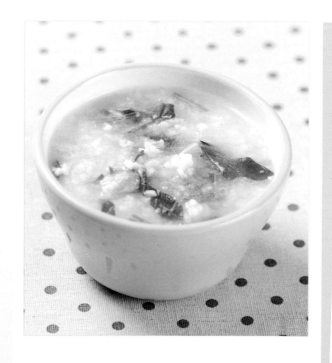

# 黃耆雞汁粥

有感冒發熱症狀者，不宜食此粥。

**粥**

補血益氣，預防貧血體虛

**材料**
雞湯 ⋯⋯⋯1 碗
黃耆 ⋯⋯⋯15 克
白米 ⋯⋯⋯100 克

**調理作用** 益氣血、填精髓

**適宜季節** 冬季

**適宜體質** 陽虛、氣虛體質

**作法**
1. 黃耆洗淨；白米淘洗乾淨。
2. 將黃耆放入砂鍋中，加適量水，煎水，去渣留汁；再放入白米、雞湯煮成粥即可。

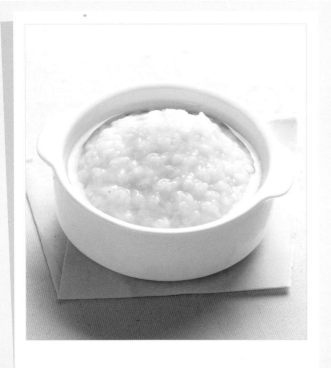

### 女中醫這樣說

黃耆可補氣升陽、益衛固表；雞肉可溫中益氣、養血補肝。雞湯中加入黃耆熬粥，具有益氣血、填精髓的功效，特別適合因久病體虛、氣血雙虧、營養不良而造成貧血的女性。

**食用宜忌：**
陽盛陰虛者忌食。

# 附録

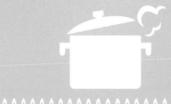

# 索引

# 湯、粥、茶

## 湯

四物湯／24
薑棗紅糖湯／25
絲瓜紅糖湯／26
山藥荔枝湯／32
小麥黑豆夜交藤湯／33
二仁豬心湯／34
山藥豆腐湯／40
花生豬腳湯／48
黃魚豆腐湯／49
山藥黃耆豬腳湯／50
歸耆蝦仁湯／51
豬尾鳳爪湯／52
木瓜枸杞湯／53
黑芝麻瘦肉湯／56
芹菜韭菜湯／57
郁李仁陳皮湯／58
制首烏牛肉湯／64
旱蓮草紅花土雞湯／65
黑豆排骨湯／66
女貞子枸杞羊肉湯／67
黃瓜薄荷湯／76
海帶綠豆玫瑰花湯／77
白芷鯧魚湯／86
蘋果銀耳瘦肉湯／87
肉片黃瓜湯／88
芋頭海帶魚丸湯／92
胡蘿蔔柿餅瘦肉湯／93
百合桂圓牛腱湯／94
清甜潤唇湯／98

桔梗牛肚湯／99
西洋芹藕片魷魚湯／100
菠菜胡蘿蔔湯／108
銀杞明目湯／109
猴頭菇煲瘦肉湯／114
菠菜山藥湯／115
當歸羊肉湯／116
豬皮枸杞紅棗湯／117
木耳煲豬肝湯／120
蘿蔔冬瓜排骨湯／121
玉竹鳳爪湯／126
香菇土雞湯／132
銀耳蓮子羹／133
板栗花生湯／138
蓮子豬肚粥／141
蘋果黃瓜玉米湯／146
菠菜蒟蒻湯／147
三鮮冬瓜湯／152
薏仁冬瓜湯／153
胡蘿蔔南瓜番茄湯／155
蘿蔔蘋果山楂排骨湯／156
砂仁紫蘇葉鯽魚湯／164
木瓜鯽魚湯／167
荸薺玉米鬚湯／168
冬瓜陳皮湯／169
鯽魚豆腐湯／173
花生木瓜排骨湯／174
洋參雞肉湯／175
紅糖豆腐飲／176
桂圓人參肉湯／182
豆蔻山藥羊肉湯／183

海參羊肉淡菜湯／184
淫羊藿丹參豬腰湯／185
山楂柑橘脊骨湯／188
陳皮白朮豬肚湯／189
紅棗歸耆牛肉湯／194
透骨草牛肉湯／195
茯苓五味子甘草湯／200
牛肝枸杞紅棗湯／201
白芷川芎魚頭湯／202
花旗參蓮子木瓜湯／206
蓮藕牛腩湯／207
瓜皮玉米鬚紅豆湯／212
茭白筍香菇湯／213
枸杞桂圓牛肉湯／218
紅棗生地豬骨湯／224

## 粥

玫瑰香粥／27
紅花糯米粥／28
益母草白米粥／29
百合花生白米粥／35
小米綠豆粥／36
酸棗仁粥／37
綠豆粥／41
大麥糯米粥／42
馬齒莧栗子粥／43
蓮子百合薏仁粥／44
花生紅棗黃耆粥／54
番薯粥／59

芋頭香粥／60
燕麥高麗菜粥／61
桑椹枸杞粥／68
黑芝麻核桃粥／69
首烏紅棗粥／70
山楂桃仁荷葉粥／78
馬齒莧粥／79
櫻桃銀耳粥／81
三仁雞蛋粥／82
薏仁牛奶粥／89
番茄西谷米粥／90
桂圓栗子青豆粥／95
南瓜蛋黃粥／96
黃豆粥／97
銀耳雪梨粥／101
山藥紅棗粥／102
胡蘿蔔粥／103
海帶豆香粥／110
雞肝粥／111
黑豆枸杞粥／112
芡實核桃紅棗粥／118
豬肝瘦肉粥／119
牛奶芝麻粥／122
當歸雞湯粥／123
阿膠白皮粥／127
杞棗雙黑粥／128
紅糖蓮子粥／129
冬瓜紅豆粥／134
山茱萸白米粥／135
山藥栗子粥／139
健脾益胃粥／140
蓮子豬肚粥／141
薏仁燕麥紅豆粥／148
荷葉粥／149

山藥蘿蔔粥／150
番薯玉米粥／154
三米紅豆粥／157
羅漢燕麥粥／158
甜藕糯米粥／165
鯽魚白尤粥／166
紅豆鯉魚粥／170
小麥花生小米粥／171
南瓜百合粥／172
鰱魚絲瓜小米粥／177
花生豬腳小米粥／178
桑椹羊肉粥／186
扁豆白米粥／190
山楂麥芽粥／191
茯苓紅棗小米粥／192
鱔魚白米粥／196
芝麻粥／203
鴨梨百合杏仁粥／208
茯苓蓮子粥／209
香菇木耳瘦肉粥／210
薏仁茯苓粥／214
綠豆竹葉粥／215
玉米鬚菊花粥／216
茉莉薄荷粥／219
黑米桂花粥／220
洋參紅棗粥／221
豬肝菠菜粥／225
黃耆雞汁粥／226

## 茶

當歸茶／30
玫瑰花茶／31

黨參紅棗茶／38
紅參枸杞茶／39
金銀花涼茶／45
蓮子芯甘草茶／46
羅漢果茶／47
木瓜牛奶／55
阿膠蔥蜜茶／62
桃花茶／63
枸杞女貞茶／71
綠豆薏仁茶／80
三花茶／83
蜜梨綠茶／84
菊桑銀楂茶／85
檸檬汁／91
杞菊茶／113
桑葉茶／125
杏仁奶茶／130
麥冬桂圓茶／131
蓮藕蘋果飲／136
七葉膽枸杞茶／137
山藥天花粉茶／142
山楂陳皮降脂茶／151
三花減肥茶／159
山楂銀菊茶／160
人參當歸茶／187
四君子茶／193
桑椹決明菊花茶／204
山楂決明薑菊茶／205
瓜皮花粉茶／211
苦參茶／217
黃耆紅棗茶／222
洋參果露茶／223

# 四季湯、粥、茶

## 春季

桃花茶／63
山藥天花粉茶／142
蘿蔔蘋果山楂排骨湯／156
山楂麥芽粥／191
山楂決明薑菊茶／205
茉莉薄荷粥／219
洋參紅棗粥／221

## 夏季

絲瓜紅糖湯／26
玫瑰香粥／27
山藥荔枝湯／32
小米綠豆粥／36
綠豆粥／41
馬齒莧栗子粥／43
蓮子百合薏仁粥／44
金銀花涼茶／45
蓮子芯甘草茶／46
羅漢果茶／47
木瓜枸杞湯／53
木瓜牛奶／55
黃瓜薄荷湯／76
海帶綠豆玫瑰花湯／77
馬齒莧粥／79
綠豆薏仁茶／80
櫻桃銀耳粥／81

菊桑銀楂茶／85
南瓜蛋黃粥／96
桑葉茶／125
麥冬桂圓茶／131
冬瓜紅豆粥／134
羅漢燕麥粥／158
木瓜鯽魚湯／167
荸薺玉米鬚湯／168
冬瓜陳皮湯／169
洋參雞肉湯／175
扁豆白米粥／190
茯苓紅棗小米粥／192
山楂決明薑菊茶／205
蓮藕牛腩湯／207
茯苓蓮子粥／209
瓜皮花粉茶／211
瓜皮玉米鬚紅豆湯／212
茭白筍香菇湯／213
薏仁茯苓粥／214
綠豆竹葉粥／215
玉米鬚菊花粥／216
苦參茶／217
茉莉薄荷粥／219
黑米桂花粥／220
洋參紅棗粥／221
洋參果露茶／223
豬肝菠菜粥／225

## 秋季

玫瑰香粥／27
山藥荔枝湯／32
百合花生白米粥／35
小米綠豆粥／36
木瓜枸杞湯／53
木瓜牛奶／55
芹菜韭菜湯／57
芋頭香粥／60
阿膠蔥蜜茶／62
旱蓮草紅花土雞湯／65
桑椹枸杞粥／68
黃瓜薄荷湯／76
綠豆薏仁茶／80
櫻桃銀耳粥／81
白芷鯧魚湯／86
百合桂圓牛腱湯／94
桂圓栗子青豆粥／95
南瓜蛋黃粥／96
清甜潤唇湯／98
桔梗牛肚湯／99
西洋芹藕片魷魚湯／100
銀耳雪梨粥／101
芡實核桃紅棗粥／118
桑葉茶／125
玉竹鳳爪湯／126
阿膠白皮粥／127
杞棗雙黑粥／128
杏仁奶茶／130

麥冬桂圓茶／131
香菇土雞湯／132
銀耳蓮子羹／133
蓮藕蘋果飲／136
板栗花生湯／138
健脾益胃粥／140
蓮子豬肚粥／141
菠菜蒟蒻湯／147
山藥蘿蔔粥／150
三米紅豆粥／157
羅漢燕麥粥／158
砂仁紫蘇葉鯽魚湯／164
木瓜鯽魚湯／167
荸薺玉米鬚湯／168
冬瓜陳皮湯／169
南瓜百合粥／172
鯽魚豆腐湯／173
洋參雞肉湯／175
桂圓人參瘦肉湯／182
桑椹羊肉粥／186
山楂柑橘脊骨湯／188
扁豆白米粥／190
茯苓紅棗小米粥／192
四君子茶／193
紅棗歸耆牛肉湯／194
透骨草牛肉湯／195
鱔魚白米粥／196
花旗參蓮子木瓜湯／206
蓮藕牛腩湯／207
鴨梨百合杏仁粥／208
香菇木耳瘦肉粥／210
瓜皮花粉茶／211
薏仁茯苓粥／214
綠豆竹葉粥／215

玉米鬚菊花粥／216
紅棗生地豬骨湯／224

### 冬季

紅花糯米粥／28
當歸茶／30
黨參紅棗茶／38
紅參枸杞子茶／39
山藥黃耆豬腳湯／50
歸耆蝦仁湯／51
花生紅棗黃耆粥／54
芹菜韭菜湯／57
芋頭香粥／60
阿膠蔥蜜茶／62
制首烏牛肉湯／64
旱蓮草紅花土雞湯／65
女貞子枸杞羊肉湯／67
桑葚枸杞子粥／68
首烏紅棗粥／70
白芷鯧魚湯／86
胡蘿蔔柿餅瘦肉湯／93
百合桂圓牛腱湯／94
桂圓栗子青豆粥／95
當歸羊肉湯／116
芡實核桃紅棗粥／118
阿膠白皮粥／127
杞棗雙黑粥／128
香菇土雞湯／132
山茱萸白米粥／135
板栗花生湯／139
健脾益胃粥／140
蓮子豬肚粥／141

山藥蘿蔔粥／150
砂仁紫蘇葉鯽魚湯／164
南瓜百合粥／172
鯽魚豆腐湯／173
桂圓人參瘦肉湯／182
豆蔻山藥羊湯／183
海參羊肉淡菜湯／184
淫羊藿丹參豬腰湯／185
桑椹羊肉粥／186
人參當歸茶／187
山楂柑橘脊骨湯／188
四君子茶／193
紅棗歸耆牛肉湯／194
透骨草牛肉湯／195
鱔魚白米粥／196
茯苓五味子甘草湯／200
白芷川芎魚頭湯／202
香菇木耳瘦肉粥／210
枸杞桂圓牛肉湯／218
黃耆紅棗茶／222
紅棗生地豬骨湯／224
黃耆雞汁粥／226

### 四季

四物湯／24
薑棗紅糖湯／25
益母草白米粥／29
玫瑰花茶／31
小麥黑豆夜交藤湯／33
二仁豬心湯／34
酸棗仁粥／37
山藥豆腐湯／40

大麥糯米粥／42
花生豬腳湯／48
黃魚豆腐湯／49
豬尾鳳爪湯／52
黑芝麻瘦肉湯／56
郁李仁陳皮湯／58
番薯粥／59
燕麥高麗菜粥／61
黑豆排骨湯／66
黑芝麻核桃粥／69
枸杞子女貞茶／71
山楂桃仁荷葉粥／78
三仁雞蛋粥／82
三花茶／83
蜜梨綠茶／84
蘋果銀耳瘦肉湯／87
肉片黃瓜湯／88
薏仁牛奶粥／89
番茄西谷米粥／90
檸檬茶／91
芋頭海帶魚丸湯／92

黃豆粥／97
山藥紅棗粥／102
胡蘿蔔粥／103
菠菜胡蘿蔔湯／108
銀杞明目湯／109
海帶豆香粥／110
雞肝粥／111
黑豆枸杞粥／112
杞菊茶／113
猴頭菇煲瘦肉湯／114
菠菜山藥湯／115
豬皮枸杞紅棗湯／117
豬肝瘦肉粥／119
木耳煲豬肝湯／120
蘿蔔冬瓜排骨湯／121
牛奶芝麻粥／122
當歸雞湯粥／123
紫菜枸杞茶／124
紅糖蓮子粥／129
山藥栗子粥／139
蘋果黃瓜玉米湯／146

薏仁燕麥紅豆粥／148
山楂陳皮降脂茶／151
三鮮冬瓜湯／152
薏仁冬瓜湯／153
番薯玉米粥／154
胡蘿蔔南瓜番茄湯／155
甜藕糯米粥／165
鯽魚白朮粥／166
紅豆鯉魚粥／170
小麥花生小米粥／171
花生木瓜排骨湯／174
紅糖豆腐飲／176
鰱魚絲瓜小米粥／177
花生豬腳小米粥／178
陳皮白朮豬肚湯／189
牛肝枸杞子紅棗湯／201
芝麻粥／203
桑椹決明菊花茶／204
黑米桂花粥／220
豬肝菠菜粥／225

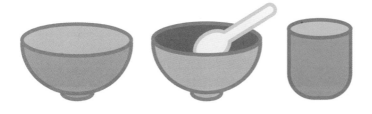

# 九種體質適合湯、粥、茶

## 平和體質

四物湯／24

薑棗紅糖湯／25

益母草白米粥／29

玫瑰花茶／31

二仁豬心湯／34

百合花生白米粥／35

小米綠豆粥／36

酸棗仁粥／37

綠豆粥／41

大麥糯米粥／42

蓮子百合薏仁粥／44

金銀花涼茶／45

羅漢果茶／47

花生豬腳湯／48

黃魚豆腐湯／49

木瓜枸杞湯／53

木瓜牛奶／55

黑芝麻瘦肉湯／56

番薯粥／59

芋頭香粥／60

燕麥高麗菜粥／61

黑豆排骨湯／66

桑椹枸杞粥／68

黑芝麻核桃粥／69

櫻桃銀耳粥／81

三仁雞蛋粥／82

三花茶／83

白芷鯧魚湯／86

肉片黃瓜湯／88

薏仁牛奶粥／89

番茄西谷米粥／90

檸檬茶／91

芋頭海帶魚丸湯／92

黃豆粥／97

山藥紅棗粥／102

胡蘿蔔粥／103

菠菜胡蘿蔔湯／108

銀杞明目湯／109

海帶豆香粥／110

雞肝粥／111

黑豆枸杞粥／112

杞菊茶／113

猴頭菇煲瘦肉湯／114

菠菜山藥湯／115

豬肝瘦肉粥／119

木耳煲豬肝湯／120

牛奶芝麻粥／122

紅糖蓮子粥／129

杏仁奶茶／130

三鮮冬瓜湯／152

番薯玉米粥／154

胡蘿蔔南瓜番茄湯／155

砂仁紫蘇葉鯽魚湯／164

甜藕糯米粥／165

木瓜鯽魚湯／167

南瓜百合粥／172

鯽魚豆腐湯／173

花生木瓜排骨湯／174

花生豬腳小米粥／178

白芷川芎魚頭湯／202

芝麻粥／203

桑椹決明菊花茶／204

茭白筍香菇湯／213

玉米鬚菊花粥／216

黑米桂花粥／220

豬肝菠菜粥／225

## 氣虛體質

薑棗紅糖湯／25

山藥荔枝湯／32

酸棗仁粥／37

薰參紅棗茶／38

紅參枸杞子茶／39

花生豬腳湯／48

黃魚豆腐湯／49

山藥黃耆豬腳湯／50

歸耆蝦仁湯／51

木瓜枸杞湯／53

花生紅棗黃耆粥／54

木瓜牛奶／55

黑芝麻瘦肉湯／56

番薯粥／59

芋頭香粥／60

燕麥高麗菜粥／61

黑豆排骨湯／66

女貞子枸杞羊肉湯／67

桑椹枸杞粥／68
黑芝麻核桃粥／69
櫻桃銀耳粥／81
三仁雞蛋粥／82
三花茶／83
白芷鯝魚湯／86
肉片黃瓜湯／88
薏仁牛奶粥／89
番茄西谷米粥／90
檸檬茶／91
芋頭海帶魚丸湯／92
胡蘿蔔柿餅瘦肉湯／93
百合桂圓牛腱湯／94
桂圓栗子青豆粥／95
黃豆粥／97
山藥紅棗粥／102
胡蘿蔔粥／103
菠菜胡蘿蔔湯／108
銀杞明目湯／109
海帶豆香粥／110
雞肝粥／111
黑豆枸杞粥／112
杞菊茶／113
猴頭菇煲豬瘦肉湯／114
菠菜山藥湯／115
芡實核桃紅棗粥／118
豬肝瘦肉粥／119
木耳煲豬肝湯／120
牛奶芝麻粥／122
紅糖蓮子粥／129
杏仁奶茶／130
香菇土雞湯／132
板栗花生湯／138
山藥栗子粥／139

健脾益胃粥／140
蓮子豬肚粥／141
山藥天花粉茶／142
三鮮冬瓜湯／152
番薯玉米粥／154
胡蘿蔔南瓜番茄湯／155
砂仁紫蘇葉鯽魚湯／164
甜藕糯米粥／165
鯽魚白朮粥／166
木瓜鯽魚湯／167
冬瓜陳皮湯／169
南瓜百合湯／172
鯽魚豆腐湯／173
花生木瓜排骨湯／174
洋參雞肉湯／175
紅糖豆腐飲／176
鰱魚絲瓜小米粥／177
花生豬腳小米粥／178
桂圓人參瘦肉湯／182
豆蔻山藥羊湯／183
海參羊肉淡菜湯／184
桑椹羊肉粥／186
人參當歸茶／187
山楂柑橘脊骨湯／188
陳皮白朮豬肚湯／189
山楂麥芽湯／191
四君子茶／193
透骨草牛肉湯／195
鱔魚白米粥／196
茯苓五味子甘草湯／200
牛肝枸杞子紅棗湯／201
白芷川芎魚頭湯／202
芝麻粥／203
桑椹決明菊花茶／204

茯苓蓮子粥／209
茭白筍香菇湯／213
玉米鬚菊花粥／216
枸杞桂圓牛肉湯／218
黑米桂花粥／220
洋參紅棗粥／221
黃耆紅棗茶／223
紅棗生地豬骨湯／224
豬肝菠菜粥／225
黃耆雞汁粥／226

陽虛體質

薑棗紅糖湯／25
花生豬腳湯／48
黃魚豆腐湯／49
歸耆蝦仁湯／51
木瓜枸杞湯／53
木瓜牛奶／55
黑芝麻瘦肉湯／56
芹菜韭菜湯／57
番薯粥／59
芋頭香粥／60
燕麥高麗菜粥／61
黑豆排骨湯／66
女貞子枸杞羊肉湯／67
桑椹枸杞粥／68
黑芝麻核桃粥／69
櫻桃銀耳粥／81
三仁雞蛋粥／82
三花茶／83
白芷鯝魚湯／86
肉片黃瓜湯／88

薏仁牛奶粥／89

番茄西谷米粥／90

檸檬茶／91

芋頭海帶魚丸湯／92

百合桂圓牛腱湯／94

桂圓栗子青豆粥／95

黃豆粥／97

山藥紅棗粥／102

胡蘿蔔粥／103

菠菜胡蘿蔔湯／108

銀杞明目湯／109

海帶豆香粥／110

雞肝粥／111

黑豆枸杞粥／112

杞菊茶／113

猴頭菇煲瘦肉湯／114

菠菜山藥湯／115

當歸羊肉湯／116

芡實核桃紅棗粥／118

豬肝瘦肉粥／119

木耳煲豬肝湯／120

牛奶芝麻粥／122

當歸雞湯粥／123

紅糖蓮子粥／129

杏仁奶茶／130

香菇土雞湯／132

健脾益胃粥／140

蓮子豬肚粥／141

三鮮冬瓜湯／152

番薯玉米粥／154

胡蘿蔔南瓜番茄湯／155

砂仁紫蘇葉鯽魚湯／164

甜藕糯米粥／165

木瓜鯽魚湯／167

南瓜百合粥／172

鯽魚豆腐湯／173

紅糖豆腐飲／176

鰱魚絲瓜小米粥／177

花生豬腳小米粥／178

桂圓人參瘦肉湯／182

豆蔻山藥羊湯／183

海參羊肉淡菜湯／184

淫羊藿丹參豬腰湯／185

桑椹羊肉粥／186

人參當歸茶／187

山楂柑橘脊骨湯／188

透骨草牛肉湯／195

鱔魚白米粥／196

白芷川芎魚頭湯／202

芝麻粥／203

茭白筍香菇湯／213

玉米鬚菊花粥／216

枸杞桂圓牛肉湯／218

黑米桂花粥／220

黃耆紅棗茶／222

豬肝菠菜粥／225

黃耆雞汁粥／226


**陰虛體質**

山藥荔枝湯／32

小麥黑豆夜交藤湯／33

二仁豬心湯／34

百合花生白米粥／35

小米綠豆粥／36

酸棗仁粥／37

山藥豆腐湯／40

蓮子白合薏仁粥／44

蓮子芯甘草茶／46

羅漢果茶／47

花生豬腳湯／48

黃魚豆腐湯／49

豬尾鳳爪湯／52

木瓜枸杞湯／53

木瓜牛奶／55

黑芝麻瘦肉湯／56

郁李仁陳皮湯／58

番薯粥／59

芋頭香粥／60

燕麥高麗菜粥／61

制首烏牛肉湯／64

旱蓮草紅花土雞湯／65

黑豆排骨湯／66

桑椹枸杞粥／68

黑芝麻核桃粥／69

首烏紅棗粥／70

枸杞女貞茶／71

櫻桃銀耳粥／81

三仁雞蛋粥／82

三花茶／83

蜜梨綠茶／84

肉片黃瓜湯／88

薏仁牛奶粥／89

番茄西谷米粥／90

檸檬茶／91

芋頭海帶魚丸湯／92

南瓜蛋黃粥／96

黃豆粥／97

清甜潤唇湯／98

西洋芹藕片魷魚湯／100

銀耳雪梨粥／101

山藥紅棗粥／102
胡蘿蔔粥／103
菠菜胡蘿蔔湯／108
銀杞明目湯／109
海帶豆香粥／110
雞肝粥／111
黑豆枸杞粥／112
猴頭菇煲瘦肉湯／114
菠菜山藥湯／115
豬皮枸杞紅棗湯／117
豬肝瘦肉粥／119
木耳煲豬肝湯／120
牛奶芝麻粥／122
紫菜枸杞茶／124
桑葉茶／125
玉竹鳳爪湯／126
阿膠白皮粥／127
杞棗雙黑粥／128
紅糖蓮子粥／129
杏仁奶茶／130
麥冬桂圓茶／131
銀耳蓮子羹／133
山茱萸白米粥／135
蓮藕蘋果飲／136
山藥天花粉茶／142
三鮮冬瓜湯／152
番薯玉米粥／154
胡蘿蔔南瓜番茄湯／155
砂仁紫蘇葉鯽魚湯／164
甜藕糯米粥／165
木瓜鯽魚湯／167
小麥花生小米粥／171
南瓜百合湯／172
鯽魚豆腐湯／173

洋參雞肉湯／175
花生豬腳小米粥／178
牛肝枸杞子紅棗湯／201
白芷川芎魚頭湯／202
芝麻粥／203
桑椹決明菊花茶／204
花旗參蓮子木瓜湯／206
蓮藕牛腩湯／207
鴨梨百合杏仁粥／208
茯苓蓮子粥／209
香菇木耳瘦肉粥／210
瓜皮花粉茶／211
茭白筍香菇湯／213
玉米鬚菊花粥／216
黑米桂花粥／220
洋參果露茶／223
紅棗生地豬骨湯／224
豬肝菠菜粥／225

## 痰濕體質

絲瓜紅糖湯／26
花生豬腳湯／48
黃魚豆腐湯／49
木瓜枸杞湯／53
木瓜牛奶／55
黑芝麻瘦肉湯／56
番薯粥／59
芋頭香粥／60
燕麥高麗菜粥／61
黑豆排骨湯／66
黑芝麻核桃粥／69
黃瓜薄荷湯／76

山楂桃仁荷葉粥／78
綠豆薏仁茶／80
櫻桃銀耳粥／81
三仁雞蛋粥／82
三花茶／83
蘋果銀耳瘦肉湯／87
肉片黃瓜湯／88
薏仁牛奶粥／89
番茄西谷米粥／90
檸檬茶／91
芋頭海帶魚丸湯／92
黃豆粥／96
桔梗牛肚湯／99
山藥紅棗粥／102
胡蘿蔔粥／103
菠菜胡蘿蔔湯／108
銀杞明目湯／109
海帶豆香粥／110
雞肝粥／111
黑豆枸杞粥／112
杞菊茶／113
猴頭菇煲瘦肉湯／114
菠菜山藥湯／115
豬肝瘦肉粥／119
木耳煲豬肝湯／120
紅糖蓮子粥／129
杏仁奶茶／130
冬瓜紅豆湯／134
菠菜蒟蒻湯／147
山藥蘿蔔粥／150
山楂陳皮降脂茶／151
三鮮冬瓜湯／152
薏仁冬瓜湯／153
番薯玉米粥／154

胡蘿蔔南瓜番茄湯／155

三米紅豆粥／157

羅漢燕麥粥／158

三花減肥茶／159

砂仁紫蘇葉鯽魚湯／164

甜藕糯米粥／165

木瓜鯽魚湯／167

荸薺玉米鬚湯／168

紅豆鯉魚粥／170

南瓜百合粥／172

鯽魚豆腐湯／173

花生豬腳小米粥／178

山楂柑橘脊骨湯／188

扁豆白米粥／190

山楂麥芽粥／191

茯苓紅棗小米粥／192

四君子茶／193

紅棗歸耆牛肉湯／194

茯苓五味子甘草湯／200

白芷川芎魚頭湯／202

芝麻粥／203

桑椹決明菊花茶／204

茭白筍香菇湯／213

玉米鬚菊花粥／216

黑米桂花粥／220

豬肝菠菜粥／225


## 濕熱體質

絲瓜紅糖湯／26

小麥黑豆夜交藤湯／33

小米綠豆粥／36

綠豆粥／41

大麥糯米粥／42

馬齒莧栗子粥／43

金銀花涼茶／45

蓮子芯甘草茶／46

花生豬腳湯／48

黃魚豆腐湯／49

木瓜枸杞湯／53

木瓜牛奶／55

黑芝麻瘦肉湯／56

番薯粥／59

芋頭香粥／60

燕麥高麗菜粥／61

桃花茶／63

黑豆排骨湯／66

黑芝麻核桃粥／69

黃瓜薄荷湯／76

海帶綠豆玫瑰花湯／77

山楂桃仁荷葉粥／78

馬齒莧粥／79

綠豆薏仁茶／80

櫻桃銀耳粥／81

三仁雞蛋粥／82

三花茶／83

蜜梨綠茶／84

菊桑銀楂茶／85

肉片黃瓜湯／88

薏仁牛奶粥／89

番茄西谷米粥／90

檸檬茶／91

芋頭海帶魚丸湯／92

黃豆粥／97

山藥紅棗粥／102

胡蘿蔔粥／103

菠菜胡蘿蔔湯／108

銀杞明目湯／109

海帶豆香粥／110

雞肝粥／111

黑豆枸杞粥／112

杞菊茶／113

猴頭菇煲瘦肉湯／114

菠菜山藥湯／115

豬肝瘦肉粥／119

木耳煲豬肝湯／120

蘿蔔冬瓜排骨湯／121

紅糖蓮子粥／129

杏仁奶茶／130

冬瓜紅豆粥／134

七葉膽枸杞茶／136

蘋果黃瓜玉米湯／146

菠菜蒟蒻湯／147

薏仁燕麥紅豆粥／148

荷葉粥／149

三鮮冬瓜湯／152

薏仁冬瓜湯／153

番薯玉米粥／154

胡蘿蔔南瓜番茄湯／155

三米紅豆粥／157

羅漢燕麥粥／158

山楂銀菊茶／160

砂仁紫蘇葉鯽魚湯／164

甜藕糯米粥／165

鯽魚白朮粥／166

木瓜鯽魚湯／167

荸薺玉米鬚湯／168

紅豆鯉魚粥／170

南瓜百合粥／172

鯽魚豆腐湯／173

花生豬腳小米粥／178

扁豆白米粥／190
白芷川芎魚頭湯／202
芝麻粥／203
桑椹決明菊花茶／204
瓜皮玉鬚紅豆湯／212
茭白筍香菇湯／213
薏仁茯苓粥／214
綠豆竹葉粥／215
玉米鬚菊花粥／216
苦參茶／217
黑米桂花粥／220
豬肝菠菜粥／225


**血瘀體質**

四物湯／24
薑棗紅糖湯／25
玫瑰香粥／27
紅花糯米粥／28
益母草白米粥／29
當歸茶／30
玫瑰花茶／31
花生豬腳湯／48
黃魚豆腐湯／49
木瓜枸杞湯／53
木瓜牛奶／55
黑芝麻瘦肉湯／56
郁李仁陳皮湯／58
番薯粥／59
芋頭香粥／60
燕麥高麗菜粥／61
旱蓮草紅花土雞湯／65
黑豆排骨湯／66

桑椹枸杞粥／68
黑芝麻核桃粥／69
山楂桃仁荷葉粥／78
綠豆薏仁茶／79
櫻桃銀耳粥／81
三仁雞蛋粥／82
三花茶／83
白芷鯧魚湯／86
肉片黃瓜湯／88
薏仁牛奶粥／89
番茄西谷米粥／90
檸檬茶／91
芋頭海帶魚丸湯／92
黃豆粥／97
山藥紅棗粥／102
胡蘿蔔粥／103
菠菜胡蘿蔔粥／108
銀杞明目湯／109
海帶豆香粥／110
雞肝粥／111
黑豆枸杞粥／112
杞菊茶／113
猴頭菇煲瘦肉湯／114
菠菜山藥湯／115
豬肝瘦肉粥／119
木耳煲豬肝湯／120
牛奶芝麻粥／122
當歸雞湯粥／123
紅糖蓮子粥／129
杏仁奶茶／130
山楂陳皮降脂茶／151
三鮮冬瓜湯／152
番薯玉米粥／154
胡蘿蔔南瓜番茄湯／155

蘿蔔蘋果山楂排骨湯／156
山楂銀菊茶／160
砂仁紫蘇葉鯽魚湯／164
甜藕糯米粥／165
木瓜鯽魚湯／167
南瓜百合粥／172
鯽魚豆腐湯／173
花生豬腳小米粥／178
人參當歸茶／187
山楂麥芽粥／191
紅棗歸耆牛肉湯／194
白芷川芎魚頭湯／202
芝麻粥／203
桑椹決明菊花茶／204
山楂決明薑菊茶／205
茭白筍香菇湯／213
玉米鬚菊花粥／216
黑米桂花粥／220
豬肝菠菜粥／225


**氣鬱體質**

玫瑰香粥／27
玫瑰花茶／31
花生豬腳湯／48
黃魚豆腐湯／49
木瓜枸杞湯／53
木瓜牛奶／55
黑芝麻瘦肉湯／56
郁李仁陳皮湯／58
番薯粥／59
芋頭香粥／60
燕麥高麗菜粥／61

阿膠蔥蜜茶／62

黑豆排骨湯／66

桑椹枸杞粥／68

黑芝麻核桃粥／69

櫻桃銀耳粥／81

三仁雞蛋粥／82

三花茶／83

白芷鯧魚湯／86

肉片黃瓜湯／88

薏仁牛奶粥／89

番茄西谷米粥／90

檸檬汁／91

芋頭海帶魚丸湯／92

黃豆粥／97

山藥紅棗粥／102

胡蘿蔔粥／103

菠菜胡蘿蔔湯／108

銀杞明目湯／109

海帶豆香粥／110

雞肝粥／111

黑豆枸杞粥／112

杞菊茶／113

猴頭菇煲瘦肉湯／114

菠菜山藥湯／115

豬肝瘦肉粥／119

木耳煲豬肝湯／120

牛奶芝麻粥／122

紅糖蓮子粥／129

杏仁奶茶／130

三鮮冬瓜湯／152

番薯玉米粥／154

胡蘿蔔南瓜番茄湯／155

蘿蔔蘋果山楂排骨湯／156

三花減肥茶／159

砂仁紫蘇葉鯽魚湯／164

甜藕糯米粥／165

木瓜鯽魚湯／167

南瓜百合粥／172

鯽魚豆腐湯／173

花生豬腳小米粥／178

白芷川芎魚頭湯／202

芝麻粥／203

桑椹決明菊花茶／204

茭白筍香菇湯／213

玉米鬚菊花粥／216

茉莉薄荷粥／219

黑米桂花粥／220

豬肝菠菜粥／225


## 特稟體質

花生豬腳湯／48

木瓜枸杞湯／53

黑芝麻瘦肉湯／56

番薯粥／59

芋頭香粥／60

燕麥高麗菜粥／61

黑豆排骨湯／66

桑椹枸杞粥／68

黑芝麻核桃粥／69

櫻桃銀耳粥／81

三花茶／83

三仁雞蛋粥／82

白芷鯧魚湯／86

薏仁牛奶粥／89

檸檬茶／91

肉片黃瓜湯／88

番茄西谷米粥／90

芋頭海帶魚丸湯／92

黃豆粥／97

山藥紅棗粥／102

胡蘿蔔粥／103

菠菜胡蘿蔔湯／108

銀杞明目湯／109

海帶豆香粥／110

雞肝粥／111

黑豆枸杞粥／112

杞菊茶／113

猴頭菇煲瘦肉湯／114

菠菜山藥湯／115

豬肝瘦肉粥／119

木耳煲豬肝湯／120

牛奶芝麻粥／122

紅糖蓮子粥／129

杏仁奶茶／130

三鮮冬瓜湯／151

番薯玉米粥／154

胡蘿蔔南瓜番茄湯／155

砂仁紫蘇葉鯽魚湯／164

甜藕糯米粥／165

木瓜鯽魚湯／167

南瓜百合粥／172

鯽魚豆腐湯／173

花生豬腳小米粥／178

白芷川芎魚頭湯／202

芝麻粥／203

桑椹決明菊花茶／204

茭白筍香菇湯／213

玉米鬚菊花粥／216

黑米桂花粥／220

豬肝菠菜粥／225

**高寶書版集團**
gobooks.com.tw

HD 104

**女中醫最愛體質調理湯、粥、茶**

作　　者　趙迎盼
責任編輯　陳柔含
美術編輯　黃馨儀
校　　對　吳珮旻
內頁排版　趙小芳
企　　劃　何嘉雯


發 行 人　朱凱蕾
出　　版　英屬維京群島商高寶國際有限公司台灣分公司
　　　　　Global Group Holdings, Ltd.
地　　址　台北市內湖區洲子街88號3樓
網　　址　gobooks.com.tw
電　　話　（02）27992788
電　　郵　readers@gobooks.com.tw（讀者服務部）
　　　　　pr@gobooks.com.tw（公關諮詢部）
傳　　真　出版部（02）27990909　行銷部（02）27993088
郵政劃撥　19394552
戶　　名　英屬維京群島商高寶國際有限公司台灣分公司
發　　行　英屬維京群島商高寶國際有限公司台灣分公司
初版日期　2019 年 02 月

本書由江蘇鳳凰科學技術出版社獨家授權出版發行
中文簡體版書名為《女中醫最愛湯粥茶》

國家圖書館出版品預行編目（CIP）資料

女中醫最愛體質調理湯、粥、茶／趙迎盼著. -- 初版.
-- 臺北市：高寶國際出版：高寶國際發行, 2019.02
　面；　公分. --（HD 104）

ISBN 978-986-361-624-5（平裝）

1.中醫　2.養生　3.食譜　4.婦女健康

413.21　　　　　　　　　　　　　107021479

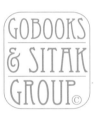